JN306805

感動する脳

茂木健一郎

PHP文庫

○本表紙図柄＝ロゼッタ・ストーン（大英博物館蔵）
○本表紙デザイン＋紋章＝上田晃郷

はじめに――心は脳に宿る

今、脳について関心を持つ人たちが増えています。もちろん科学的な興味として、この神秘的な脳について知りたいという人もいます。でもそれよりも、一人の人間としてこの社会で生きていくために、どのように脳を使えばいいのか。脳の機能をどうやって引き出せばいいのか。そういうことに関心を持つ人が増えてきているようです。

確かに脳というものは、人間が生きていく上でたいへん重要な役割を担《にな》っています。特に心が宿る場所として、脳は人間の存在そのものだと言ってもいいでしょう。かつて心は心臓にあると信じられていました。今でもイメージとしては胸の中にあるようにとらえている人も多いでしょう。

人は嬉しいことがあったら心臓がドキドキします。不安になった時には心臓がキュッとしめつけられるような気持ちになる。あまりの悲しみに、息ができなくなったりもします。そういう体の変調があることで、心は胸の中にあると思ってきたわけです。

しかし科学的に見た場合、喜びや悲しみを感じているのは脳なのです。さまざまな刺激を脳がまず最初に感知する。それが神経回路を通じて体全体に行き渡る。心臓がドキドキしたり、あるいは緊張で汗をかいたりというのは、あくまでも脳が反応した結果として起こされた現象なのです。そういうことが科学的に証明されてきた現代、脳に興味を持つということはごく自然なことでしょう。脳を知るということは人間そのもの、あるいは自分自身を知ることにつながるのです。

一昔前まで、脳についての関心と言えば、頭がいいとか悪いとか、そういう興味がほとんどでした。計算能力を高めたり、記憶力を良くしたりするにはどうすればいいのか。特に受験生の子を持つ親などを中心に、その手の質問が多かったような気がします。

ところが最近では、講演会などで質問する人の意識がずい分と変わってきました。計算力や記憶力といった知能の部分ではなく、むしろ心や感情面についての質問が増えてきたのです。

たとえば、「どうしてもやる気が起こらないのですが、どうすればやる気を起こすことができますか？」「人生の目的が見つからないのですが、何をきっかけにすればいいのでしょう」「親との関係が良くないのですが、互いに歩み寄る方策はありませんか」「私は劣等感のかたまりです。脳が劣等感をつくり出す原因を教えてください」などなどです。

質問だけを聞いているとまるで人生論のように聞こえますが、実はこれらの質問には科学的に答えることが可能です。単なる勇気づけや説教ではなく、論理的に人間の心を解明していく。それが現代の脳科学のトレンドなのです。

ここで、脳科学における研究のトレンドの推移を少し話しておきます。

一昔前まで脳は、いわゆるコンピュータのようなイメージでとらえられていました。まさに知能を司《つかさど》る臓器であると。それが一九九〇年代になって、アメリカの研究者を中心として「脳の世紀」というプログラムが立ち上げられた。要するにコンピュータ的な概念でとらえるのではなく、より広い視点から人間の脳をとらえていこうという動きが出てきたわけです。

日本でも話題になったEQ（心の知能指数）。人間が生きていくためにはIQだけでなく、EQというものがとても大事だと。研究者のコミュニティでも、それに相当する主張が注目されるようになりました。人の脳の働きは従来、記憶を蓄《たくわ》えたり計算をしたり、あるいは論理的な思考をしたりするものだと思われてきました。これらが脳の大切な役割であることは変わりません。しかしそれだけではない。感情や気持ちの持ち方というものにも、実は脳の働きが深く関わっている。それが脳科学者たちの主流の考えになってきたわけです。そして、なぜ心や感情が大事なのかを説明することこそが本書の目的でもあるのです。

複雑化する社会、何が起こるか予測できない厄介な現代。その中で我々はどう生きるのか。どうすれば自分の人生を楽しく充実して生きることができるのか。その答えを見出すためにも、脳の中で感情がどのようにつくられ、いかに心というものを生み出しているかを知っておく必要があると思います。

本書は、私がＰＨＰ研究所にて話した内容を網中裕之さんがまとめてくださったものです。またＰＨＰ研究所の小川充さんには、編集の過程で大変お世話になりました。ここに、心からの感謝を表します。

二〇〇七年二月

茂木健一郎

感動する脳

目次

第一章　人間の「心」を支配する脳

第二章 意欲が脳を刺激する

第三章 「感動」は脳を進化させる

第四章 人と人の共感回路

第五章

「ネガティブ脳」のメカニズム

第六章

「感動脳」を育てる

第一章

人間の「心」を支配する脳

コンピュータと人間の脳は何が違うのか

人間の脳は他の動物と比べると、大脳皮質、特に前頭葉という場所が非常に発達しています。そしてこの部分こそが自我の中枢、つまり自分が自分であるという意識を生み出しているわけです。大脳皮質が理性というものをつくり、その理性が感情を抑える。それによって人間らしさが生まれる、という考え方が主流でした。

こういう考えのもとでは、人間らしさというのは大脳皮質に宿るわけで、感情をつくり出している古い皮質は人間らしさとは関係がないとされていました。古い皮質と言われているのは大脳辺縁系などで、これらは俗に「爬虫類《はちゆうるい》の脳」と呼ばれています。つまりそれは他の動物にも共通してあるもので、やはり人間らしさを解き明かすためには大脳皮質を中心に考える必要があるとされていたのです。

大脳皮質の本質はいわゆる知性です。そうすると、知能指数が高い人のほうが良いということになる。具体的にはいい学校に行くほうが偉いということになる。一方で知能指数が高くなく、感情を抑えられない人はダメだという考え方になる。だからかつては学校の通知表の項目に、「情緒の安定」などというものがあったわけです。ちなみに私はこの「情緒の安定」の項目は、いつも悪い評価だったと記憶しています。

ところが一九九〇年代に入って、実はこれまでの脳に対する考え方は根本的に間違っていたことが明らかになってきました。そのきっかけとなった研究を少しご紹介しておきましょう。

コンピュータがものすごい勢いで発達してくる中、このままでいけばコンピュータは人間を超えてしまうのではないかという恐れを抱く人たちが出てきた。コンピュータは一度に大量の情報を処理することができる。これはとても人間の脳では追いつくことができません。このようなコンピュータの能力を生かして人間の知能と同じことが再現できないかということで人工知能の研究が始まったのです。

ところがこの人工知能の研究は、しばらく進んだ後でまったく行き詰まってしまった。なぜか。実は人間ならば簡単にできるような判断が、どうしてもコンピュータにはできないことが分かったからです。

これを証明する有名な思考実験があります。ある部屋の中に爆弾が仕掛けられている。その爆弾はトレイの上に置かれてあり、そのトレイは車輪がついた台車の上に乗っている。もちろん直接触ったり、刺激を与えたりすれば爆発する、という想定です。

さてこの爆弾を部屋の外に運ぼうとする場合、人間だったらどうするでしょう。まずは爆弾に直接手を触れるようなことはしない。また台車をガラガラと押すようなこともしないでしょう。台車を押せば危ないということを直感的に判断するからです。ならばトレイごとそっと持ち上げるしかない。おそらくこの判断は、人間ならば誰にでも分かる常識的な判断でしょう。

ところがロボットにはこの判断ができません。爆弾を外に運べという指示を

大脳の構造

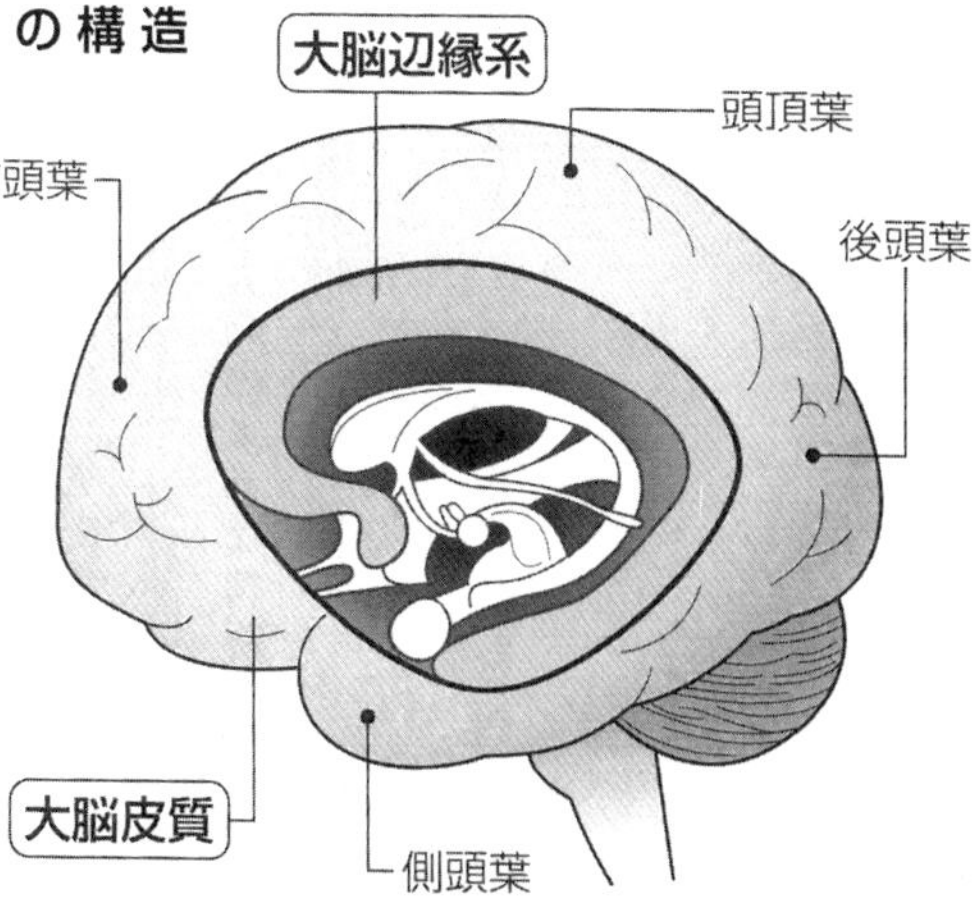

出した場合に、ロボットは爆弾以外の状況を判断することができない。爆弾に直接触れてはいけないと認識はしても、台車は爆弾ではないのだから関係がないと判断する。そこで台車をガラガラと押してしまう。台車を押すことによって生じる爆弾の揺れを予測することまでできないのです。

この実験は何を意味するかというと、ロボットは広い意味での状況判断ができないということです。人間はそれが当たり前のようにできる。爆弾に関する知識がゼロだったとしても、直感で危険を察知することができる。これは知性とは全く無関係であり、実はこの直感的な判断力こそが人間の脳の最も優れた力であるのです。

結論から言えば、人間の脳と同じ働きをする人工知能をつくることは不可能だということです。計算能力や記憶能力を身につけたロボットは既にあります。しかし人間のような判断力を持つロボットは存在しません。

つまり知性だけが人間らしさではない。知性や感性を含めた判断力こそが、人間としての証明であるのです。そしてその直感と判断力を磨くためには、「感動」というものが重要な役割を果たしていると私は考えています。

◉創造性は、すべての人間が持っている

「感動することをやめた人は、生きていないのと同じことである」

これは、相対性理論を発見した、二十世紀最大の天才科学者と言われているアインシュタインが残した言葉です。人は生きていく中で、実に多くのものに出会っています。たくさんの人たちに出会い、初めての街や風景に出会い、味わったことのない美味に出会う。その一つ一つに感動を覚えることで、人生はキラキラと輝いてくる。

もしも目の前にある新しい出会いに気づかなかったら、せっかくの新しい発見に感動することがなかったら、私たち人間はたちまち輝きを失ってしまう。ただ肉体が活動しているだけで、精神は死んでしまっている。それはもう、人間として生きていることにはならない。アインシュタインはそう言いたかったのでしょう。

今私たちが生きているこの世界。もっと広い言葉を使うなら、この宇宙。その中でいろんな物事に目を向けて、新しい見方を得ていく。それこそが「感動」であると私は思います。そしてそのために必要なのが創造性です。人間は創造的に生きることで、「感動」という人間にしか味わえないものを手に入れることができるのです。

この「創造性」という言葉はよく耳にします。子供の教育についても、「創造性を伸ばそう」などと言われている。ただ、よく使われる言葉の割には、どこかとっつきにくい印象をも持っています。

創造性なんていうものは、一握りの芸術家や、あるいは才能に溢れた人だけのものだ。平凡な人間にとっては縁のないもの。そんなふうに思っている人が少なくないのではないでしょうか。しかしそれは大きな勘違いです。創造性の一カケラもない人間なんてこの世にはいません。いかなる民族も、年齢や性別に関係なく、全ての人間には創造性が備わっている。もっと広い意味で言うなら、創造性とは全ての生命が等しく持っている性質であるとも言えるでしょう。

生命の起源をふり返ってみると、そのことがよく分かります。生命のスタートは、とても単純な構造で始まっています。たった一つの細胞が生まれ、それがどんどん多細胞生物へと進化していく。そしてカンブリア爆発（五億数千万年前の古生代カンブリア紀に動物が爆発的に多様化し、大進化が起こった現象）と呼ばれる劇的なドラマによって、生命は大きな進化を手に入れてきたわけです。

こういった生命の歴史を考えてみると、生命というものは、常に新しいものを生み出してきたということが分かります。言い換えるなら、「生命は常に創造をくり返してきた」と言えるのです。

新しいものをつくる、新しい形になる、そしてそのたびに新しい機能を獲得していく。まさに生命そのものが創造性と切り離すことができないものなのです。

少し難しい話になってしまいましたが、要するに私たちが「生きている」ということは、すなわち何かを創造し続けていることなのです。何もそれは芸術的なことでなくてもかまわない。大そうなものを創造することではない。日々の暮らしの中で私たちは何かを生み出し、そして変化し続けている。だからこそ、人生は刺激に満ち満ちている。

アインシュタインが言うように、創造的であること、いろんなものに感動しながら常に新鮮な気持ちで生きていくということは、実は「生きること」そのものであるのです。

大切なのは「意欲」

私たちが生きていく上で、最も大切なことは何なのでしょうか。夢や目標、あるいは使命感や充実感。さまざまな言葉でその大切なものは表現されています。そしてそのどれもが、大切なものであるには違いない。

この世の中には実にさまざまな職業があり、多種多様の生活スタイルがあります。その中で人はみんな、自分の仕事に打ち込み、そこに自分の夢を託そうとしている。

たとえば科学者であるならば、新しい自然法則を見つけたり、新しい理論を生み出すことに喜びを見出すでしょう。ファッションデザイナーの人たちは、今までにないような人々の心を動かす服をつくろうと努力している。作家の人たちは文学史に残るような傑作を書くため、あるいはベストセラーを生み出すために日々原稿用紙と向き合っている。そして政治家ならば、国のため国民のために身を粉にして働いているでしょう。

それぞれの仕事の内容は違うけれど、みんな自分に与えられた仕事の中で、さまざまな創意工夫をしている。そうした創造の日々こそが、「生きる」ということなのだと思います。

日々、一生懸命に創造しているもの。そこには優劣などはありません。新しい理論を生み出した科学者のほうが、一般的なサラリーマンよりも価値があるということはない。サラリーマンの人たちも日々、営業の仕方や仕事の進め方を考え続けているでしょう。たとえすぐに結果が出なくとも、創造していることには変わりはありません。

主婦の人たちもまたそうです。一見するとその日常は同じことのくり返しに思えるかもしれません。しかし実は、知らず知らずのうちに小さな創造をくり返しているもの。もっと言うなら、小さな創造があるからこそ、毎日の生活が成り立っている。もし主婦の人たちが創造を止めてしまったら、おそらく家庭は成り立たなくなってしまうでしょう。毎朝お弁当をこしらえたり、毎日違うメニューを夕飯に出したりと、そんな創造性は私にはありません。

さてそこで、こうした創造性の源になるものは何なのか。私は「意欲」であると思っています。どんな意義ある職業に就いていても、どんな責任ある立場を与えられていたとしても、意欲がなければいかなる創造性も生まれません。反対に、意欲さえ持っていれば、どんどんと創造力はついてくる。そして脳の機能もまた、意欲を持つことで高まっていくと考えられているのです。

子供を見ていればそれがよく分かります。何事にも意欲的に取り組む子は、勉強の成績もちゃんと上がってくる。昔はこれを「やる気がある」「やる気がない」などという言い方をして、精神論的にとらえる傾向がありました。しかし最近の脳科学の研究では、この〝やる気〟こそが脳の機能を高めることが分かってきた。つまり意欲を持つことの大切さは決して精神論などではなく、非常に科学的根拠のあるものとして考えられるようになってきたのです。

人間の脳は、もともと生きるという現場の中で進化を遂げてきた。そして今もなお発達し続けているわけです。もしも何の意欲も持たず、日々の創造を止めてしまったら、脳の発達も留まることになるでしょう。そういう意味でも、意欲を持って日々の暮らしを送ることこそが、最も大切なことなのです。

意欲のないところに創造性は芽生えない。そして創造性のないところに、感動というものはやって来ないと私は思っています。

脳は一瞬たりとも休まない

人は生まれてからその生涯を閉じるまで、実に多くの経験を積んでいます。赤ちゃんが初めてオモチャを握るという小さな体験から、時にはドラマチックな大きな体験まで、さまざまな体験をくり返しながら私たちは生きている。そして一つ一つの体験を通して、実に多くのことを学んでいる。従って「生きる」ということはすなわち、体験を積んでそこから学ぶということなのです。

この体験というものを脳の視点から見てみましょう。人間の脳は、生きている限り常に学習を続けています。どんな時でも心臓が動いているように、脳もまた決して休むことはしません。脳の中には約一千億の神経細胞がありますが、その神経細胞はいかなる時も活動し続けています。

少し学問的な話をしますと、この神経細胞のネットワークはきわめておもしろい性質を持っています。それは脳細胞が動く限り学習し続ける、学び続けるという性質です。この性質は、カナダのヘブという行動学者が最初に提案したものです。ヘブは神経細胞と神経細胞が互いの関係性の中で常に学び続けるというモデルを提案し、その後このモデルが基本的に正しいということが判明しました。

具体的に言えば、シナプスと呼ばれる神経細胞と神経細胞をつなぐ構造が、その両側で神経細胞が同時に活動することによって強化されていく。そういうメカニズムを通して脳は学び続けている。これをヘブの法則、ヘビアン・ルールと呼んでいます。

私たちは何となく、脳が休んでいる時間があると思い込んでいます。たとえば長時間仕事をした時など、「少し頭を休ませよう」などと言ったりする。勉強をしていて集中力がなくなった時なども、「ちょっと脳を休ませないと集中力がなくなってきたな」と言ったりするでしょう。しかし実際には、脳を完全に休ませることなど人間にはできないのです。

仕事を中断したとしても、それは仕事について考えることをやめただけ。数学の勉強をやめて寝転んだとしても、それは数式を思い浮かべることをやめたに過ぎません。たとえば何もしないでボーッとしている時でも、脳の中は考え続けている。全く何も考えないことなど人間にはできません。また眠っている時でさえも、脳細胞は常に活動を続けているのです。

このように脳は、一生を通して自ら体験したことを次々と蓄積していきます。つまり人間は、生きている限り学び続けている。その学びには限界がなく、いろんなことを体験すればするだけ、特に意識はしなくとも脳の中に痕跡《こんせき》として残っていくのです。

大切なことは、その体験を活かすことができるかどうかです。たとえば何かに成功したという体験も、失敗したという体験も、同じ一つの体験であることには変わりがない。成功体験は自らの自信にもつながるし、それをステップにさらに大きな成功へと導くことができます。また失敗したとしても、その体験があるからこそ次には同じ失敗をしないようにと心がけることができる。どんな体験も、その人の人生にとっては糧《かて》にすることができると私は考えています。

孔子は『論語』の中で「十五にして学に志し、三十にして立ち、四十にして惑わず、五十にして天命を知り、六十にして耳順《したが》う」と言っています。人間は人生の各ステージにおいて、自らの経験から次々と自分自身を向上させていく。常に新しい学びのステージに立っていく。そういうことを言っているのでしょう。

脳は常に働き、次々と新しい体験を蓄積しています。せっかく与えられたこの脳の機能を活用しない手はありません。

モーツァルトに演歌はつくれない

人間にはもともと創造性があるという話をしました。また、人は体験から学ぶことが大切だという話をしました。この二つを脳科学の視点から見てみると、実は創造性というのは学びの一種であると言えるのです。

よく世間では、学校の勉強ができることと、何かを生み出す創造的な才能は別物であるととらえられがちです。たとえば一流大学を卒業しているからといって、会社の中で創造的な仕事ができるわけではない。学問が優秀だからといって、芸術的な発想ができるわけではない。この二つの才能は全く別のものであるのだと。時には、自分はアーティストを目指しているのだから、学校の勉強などはしなくてもいいと考えている若者を見かけたりもします。

しかし、この考え方は誤解もはなはだしいと言えるでしょう。もともと創造性というものは、ゼロから生まれることはありません。どのような新しいものを生み出す時でも、必ずその元になる体験や知識というものがあるわけです。それは当たり前のことで、たとえば字を知らない人に小説は書けません。人生経験の少ない五歳の子供が恋愛小説を書くことはできない。ベースとなるものがなければ、そこからは何も生まれないということなのです。

「自然は飛躍せず」という有名な格言があります。ルイ・パスツールというフランスの生物学者は、細菌の実験でその格言を証明してみせました。

当時の人々は、細菌などの微生物は自然発生するものだと考えていました。肉汁を放っておくとやがては腐ってしまいます。その腐らせる原因になる細菌は自然に発生するものだと。このような考え方を否定するために、パスツールはある実験を行ないました。フラスコの中に肉汁を入れ、それを煮沸《しゃふつ》して細菌を殺します。そして次にフラスコの中に絶対に細菌が入り込まないようにする。すると肉汁はいつまでも腐らないことを発見したのです。今ではその方法が缶詰などに取り入れられ、常識として知られています。

このパスツールの実験によって、細菌の自然発生説は否定されたのです。つまり生き物というのは連続して受け継がれていく。何もないところから生まれることはなく、必ず前に何かが存在している。実は創造性というものも、これと全く同じであると考えられています。

私たちはどうしても、創造性にロマンチックなイメージを抱いてしまう。真っ白なキャンバスに突如として素晴らしい絵画が生まれる。新しい五線譜の上に、次々と美しい音楽が書かれていく。ゼロから生み出すことこそが芸術である、と。しかし自然が飛躍しないのと同じように、さまざまな芸術もまたゼロから生まれることなど決してないのです。

天才作曲家と言われるモーツァルト。しかし、いかにモーツァルトが天才だったとしても、彼がさまざまな音楽に接していたということなしには語れません。たとえば彼は、トルコの軍隊がウィーンを占領した後のトルコ風音楽の流行の中で「トルコ行進曲」を作曲しています。天才のモーツァルトでさえも、トルコ風の音楽を聞くという経験、学習がなければ名曲は生み出せなかったのです。

やはり創造性というものは、自分の体験が基礎になって生まれるもの。モーツァルトの曲の中に、日本の演歌調の曲は一つもありません。それはなぜか。答えは簡単です。モーツァルトは日本の演歌を聞いたことがないのですから。

学校の秀才と創造的天才の違い

私たちはヘブの法則によって、自ら体験したことを脳の中にどんどん蓄積していっています。大切なことは、こうして蓄積された体験をいかに有効に活用するかということ。何度も同じ失敗をくり返すのは、体験を有効に活用していないということになるでしょう。

さて、蓄積されたものは、徐々にさまざまな意味や価値に変換されていきます。このような変化が起こるのは、脳の領域でいうと、大脳皮質の側頭葉というところです。体験したものを整理したり、それを変化させて意味をつけ加えたりという作業をするわけです。

この変換作業は常に自発的に起こっているのですが、一つの情報を活用する上で重要な働きをしているのが前頭葉という部分なのです。前頭葉は人間が人間として存在するために最も大切な場所であるとも言えるでしょう。

前頭葉はいわば頭の統合作用を受け持つ領域で、側頭葉に蓄積された情報を整理、活用する場所です。つまり、いくら有益な情報が側頭葉にインプットされていても、前頭葉が働かなければ、それらの情報は意味をなさないということになる。

ではこの前頭葉は、何を基準にして情報を整理、活用しているのか。その基本となるものが「意欲」や「価値観」といったものなのです。何かをなし遂げたいという意欲があれば、そのために何をすればよいかという方法を考える。そこでその目的に合う情報を側頭葉から取り出してくる。また、自分が価値があると判断したものについては、一生懸命に過去の体験からヒントを引き出そうとします。

つまり、どのような価値観を持つか、どのような欲望を持つか、あるいは、どのような地点を目指していくのかによって、私たちの体験の整理のされ方は違ってきます。たとえば二人の人間が同時に同じ体験をしたとしても、それが有益な体験であるか、あるいは大して役に立たない体験であるかは、二人の生き方や目指す方向によって変わってくるということです。言うなれば体験や知識を創造性に結びつけられるか否かは、その人の生き方と考え方次第ということになるでしょう。

そのような視点から、いわゆる学校の秀才というタイプの人間を見てみましょう。学校で秀才と言われている子供たちは、往々にして学校のテストでいい点を取るとか、先生や親に褒《ほ》められることを目標としています。そして一流の学校に入り、一流の会社に就職することを目指している。それこそが価値であると信じ、それを意欲の源として勉強に励んでいるわけです。

もちろんそれも一つの価値観であるわけですし、懸命にがんばる姿は素晴らしいものです。ところが、そればかりに価値が片寄ってしまうと、目的に達したところでOKだと考えてしまう。一流大学に入ったからもう勉強は終わり。一流会社に入ったから後は失敗せずにやっていけばいい。つまり、せっかく蓄積した知識や体験の多くを使わずじまいになってしまっているのです。

もし学校の秀才が新たなビジョンを見出し、創造性に価値を置くようになったとしたら、それは素晴らしい成果を上げるに違いありません。また創造の天才と言われる人たちをよく見てみると、彼らは決してカンや偶然に頼ったりはしていないものです。自らの体験と知識を上手に活かしている。基礎がないところからは何も生まれないのです。

要するに、努力によってたくさんの情報を側頭葉に蓄積するのが秀才で、それを前頭葉によって創造力に変えていくのが天才ということになるでしょうか。目標や意欲なくして天才は生まれないのです。

総合学習の落とし穴

今の世の中は、ものすごいスピードで複雑化しています。そういう複雑な社会の中で、私たちは何を身につけ、どのように生きていけばよいのか。その答えは簡単には見つかりそうにありません。特に子供を持つ親にとっては、それは大変な悩みでしょう。

かつての社会は、確かに知識や技術を叩き込めば、それで何とか生きてこられたものです。高い計算能力を身につければ、会社の経理部門で働くことができた。手先が器用な人ならば、その技術を磨くことで物づくりの現場で活躍することができた。つまり、何を身につければどういう仕事に就くことができるかが、ある程度分かっていたものです。

しかし今はそういうわけにはいきません。コンピュータが発達したことによって、人間の手で計算するということがなくなりました。計算が苦手な人でも、特別に経理などの勉強をしてこなかった人でも、充分にコンピュータを操ることはできるでしょう。

また、優秀な工業用ロボットが開発されたことによって、物づくりは人間の役目ではなくなってしまいました。かつては千人以上の人が働いていた工場も、今や十人足らずでやっていくことができる。コンピュータによってロボットを稼働させる人間がいればそれでいいわけです。効率化が進んで便利にはなりましたが、それによって人々の新たな悩みが生まれたことも事実でしょう。

さて、このような状況の中、教育の現場でもさまざまな試みがなされています。これからの時代は、より発想が豊かな創造力ある人間を育てなければならない。単に知識や技術をつめ込むのではなく、コミュニケーション能力や個性を育《はぐく》んでいかなくてはいけない。そういう考え方から、いわゆる「総合学習」が鳴り物入りで始まったわけです。

しかしこの「総合学習」、実はイギリスが過去に試みていたのです。「Comprehensive School, Comprehensive Learning」という形で、国が推奨して行なわれていた。個々の教科をみっちり教えるだけでは創造的な才能は育たない。それぞれの生徒が自主的に課題を見つけ、自主的にレポートなどを書く。自主性を重んじるということと、教科の知識ばかりに偏《かたよ》らないという点では、日本の「総合学習」とよく似たものでした。

しかしイギリスでは、すぐにこの教育の落とし穴に気づき、再び以前の教育に戻すこととなりました。要するに、基本的な知識や学力のないところに、自主性や創造性は生まれないことに気がついたのです。

たとえば、電子計算機があるから、人間は全く計算ができなくてもいいのか。ロボットがあるから、人間は物をつくる能力がなくてもいいのか。極端な話をすれば、そういうことになるでしょう。もちろん答えはノーです。たとえコンピュータがどれだけ発達しても、それを操る人間が無知であれば、コンピュータの特性を活かすことはできません。確かにロボットは素晴らしい製品を生み出してはくれますが、何をつくるかは人間が考えるものなのです。

従って基礎的な学力、ある程度の知識や体験というものは、脳の中に叩き込んでおく必要があるのです。そしてその知識をいかに使うか、その知識を基礎にして何を創造していくか、それこそが個性であり自主性であると思います。

日本でビル・ゲイツは育たないのか？

　マイクロソフト社のビル・ゲイツ。あるいはアップルコンピュータ社を創設したスティーブ・ジョブズ。欧米にはこのように世界的に知られる経営者や知識人が数多くいます。もちろん日本も経済大国であり、世界的な企業はたくさんあります。しかし日本はよく〝個人の顔が見えない〟と言われます。会社の名前は知っていても、個人としての経営者の顔が見えないと。

　それが日本的な風土であると言ってしまえばそれまでですが、一昔前までは世界中に名を馳せた経営者や文化人がいたものです。松下幸之助しかり本田宗一郎しかり、古くは新渡戸《にとべ》稲造や岡倉天心《てんしん》のような人物がいました。ところがこの数十年、日本を代表するような世界的な人物が現われなくなった。技術や経営戦略は一流なのに、個人として突出する人材が出なくなった。その原因の一つに、やはり教育があるのではないかと私は考えています。

新しいものを生み出す創造力というのは、体験×意欲です。教育という現場で考えた時に、体験を蓄積させることは可能でしょう。教室の中で教科を教えるだけでなく、自然の中へ子供たちを連れて行くこともできる。あるいはさまざまな形で社会勉強をさせることもできますし、多くの学校がそういう努力を試みています。

しかし難しいのはここからです。いくら自然の中に子供を連れ出し、新しい体験をさせたとしても、子供自身が興味を持たなければ何も始まらない。また自然について学びたいという意欲を持たない子供を連れて行ったとしても、単に子供は疲れるだけ。つまりは意欲を持たせること、興味を抱かせることが最も難しいことなのです。

脳科学の視点で言うなら、いかに前頭葉の働きを良くするかということです。私は教育のプロフェッショナルではないので、アメリカの教育システムを完全に把握しているわけではありませんが、もしアメリカやヨーロッパに前頭葉に刺激を与えるような教育プログラムがあるのであれば、日本も学ぶべきではないでしょうか。

何度も言うようですが、今は一流大学に入りさえすればいいという時代ではありません。一流会社に就職すれば一生安泰という時代ではありません。もはや、そういうモデルは崩壊しているのです。まさにこれからは、一人一人の意欲が問われる時代です。意欲のある人間はどんどん活躍し、意欲のない人間は取り残されていく。それは決して精神論などではなく、科学的に見てもそういう時代であることが分かってきているのです。

人間は結局、どのくらい自らの意欲を持ち、どのようなビジョンを抱くかということによって、自らの限界を設定してしまう存在でもあると言えるわけです。つまり、いくら多くの体験や知識があったとしても、意欲がなければすぐに限界が見えてしまう。これは自分で自分の可能性を潰《つぶ》しているのと同じです。

逆に多少体験の蓄積が少なくとも、意欲さえあれば自分の限界はどんどん広がっていく。そして可能性を広げようとする意欲が、さらに体験や知識を増やしていくことになるでしょう。

ビル・ゲイツに勝るとも劣らない才能を持った子供は日本にもたくさんいると私は思っています。にもかかわらず残念なことに今の日本にビル・ゲイツは育っていません。いかにして意欲を持たせるか。いかに前頭葉の働きを良くするか。これは日本の教育者だけでなく、科学者をも含めて議論をする時期に来ているでしょう。

子供たちの可能性は、本来、計り知れないほど大きいものなのですから。

日本車のデザインが劣る理由

今や日本の自動車メーカーは、世界中で高く評価されています。トヨタをはじめとしてホンダやニッサンなどが、非常に高いレベルで競い合っている。まさにその技術力は世界一と言ってもいいでしょう。

しかし技術力は一流であっても、デザインセンスは二流、三流だと言われている。どうしてもヨーロッパの高級車と比較すると見劣りしてしまう。なぜそうなってしまったのか。その原因は、車に対する日本人の欲望レベルにあるとデザイナーの原研哉《けんや》氏は言います。

もともと日本人は高い美意識を持っています。室町時代の茶の湯の文化などにしても、その美意識の高さは世界中が認めています。また、伊勢神宮のような文化的遺産には、世界でも類を見ないほどの美があります。そういう美意識を持っているにもかかわらず、なぜその美的センスを車づくりに活かすことができなかったのか。それは結局、車というものに対する欲望のレベルが低かったからだと原氏は考えています。

戦後の復興の中で、日本人はどのような車を望んだのか。すべての日本車の原点はここにあります。要するに、この時代における日本人の車に対する要求は、価格と性能という二点に絞られていたわけです。恰好の良さなどはどうでもいい。華美な装飾などもいらない。とにかくできるだけ安く、そして故障が少なければそれでいい。それが日本人の欲望レベルであり本音であったわけです。

この欲望レベルに合わせて、日本の自動車メーカーは車づくりに励んだ。もちろん企業としては、それは当たり前のことです。消費者が望むものを提供することが企業の使命なのですから。しかし一方で、消費者の欲望レベルは変わっていくことも確かです。常に企業と消費者は一体となって動いていくものです。

もし未だに日本車のデザインがヨーロッパに劣っているとするならば、それは自動車メーカーだけが原因ではありません。つまりは消費者自身の欲望レベルが上がっていないとも言えるでしょう。あい変わらず日本人の多くは、車は安価で故障しなければいい。デザイン性は二の次だ。そう思っている人が多いとするならば、日本車のデザインはいつまで経ってもヨーロッパには敵《かな》わない。そういうことになるのです。

原氏は、「欲望の教育」が今の日本には必要だと言っています。欲望という言葉は悪いイメージでとらえられがちですが、決してそんなことはありません。人間は高い欲望を持つことで、考える力が養われ、向上していくものです。もっと素晴らしいデザインの車が欲しい。そういう欲望があるからこそ、必死になって新しいデザインを創造しようとする。もしもデザインへの欲望が何もなければ、効率性だけを追求した車ばかりがつくられることになる。どの車も同じような形になるのではないでしょうか。そういう意味からすると、人間の文化というものは、美意識への高い欲望から生まれるとも言えるでしょう。

子供たちに教えるべきことは二つあります。一つには基礎的な知識や体験。そしてもう一つは欲望と価値の持ち方です。この両輪があってはじめて創造性が生まれてくる。これは脳における創造性のメカニズムに照らし合わせても、非常に重要なことなのです。

もっと大きな視点でとらえると、日本人がこれからどういう欲望を高めていくのか。それによって日本という国は大きく変わってきます。戦後の経済発展も一段落した今、もう一度「欲望」と向き合う時期が来ているのかもしれません。欲望の方向性が、人生の方向や国のあり方までをも決定してしまうのです。

●「本物」を体験することが重要

人間の脳は、たった一度の体験から実に多くのことを学ぶものです。ましてやそれが初めての体験ならば、なおさらその影響は大きなものとなります。だからこそ、何事も本物を体験することが大切となってきます。

もしも最初に体験したものが紛《まが》い物《もの》であったり、いい加減なものであったりすれば、その間違った情報に振り回されることになります。また本物に触れることで紛い物を見分ける目が養われ、より高いビジョンを抱くことができるのです。

私自身もそういう体験がありました。日本の大学のあり方、あるいは方向性はどこにあるのだろう。そう考えた時に、やはり日本の大学しか知らなかった私には、なかなか答えが見つけられなかった。しかしイギリスのケンブリッジ大学に留学してはじめて、私は明確なビジョンを見出すことができたのです。

ケンブリッジ大学を構成するカレッジの一つに、トリニティ・カレッジという存在があります。そこは万有引力の法則を発見したアイザック・ニュートンがかつて所属していた所であり、今も非常に多くの天才科学者を育んでいます。

実はケンブリッジ大学全体ではなく、このトリニティ・カレッジだけで三十名のノーベル賞学者を輩出している。まさに世界の知の中枢と呼ぶにふさわしいカレッジです。もちろんその存在は私も知っていましたが、実際にその場で研究をすると、素晴らしい知の集積に圧倒されたものです。

トリニティ・カレッジの研究者たちは、どのような価値観やビジョンを持ちながら日々努力しているのか。それは論文を読んだり、人づてに聞くだけでは決して分かるものではありません。その中に我が身を置いてこそ、実感として本物を感じることができる。その体験をもって日本の大学を見てみると、やはりまだまだ本物感に乏しい気がします。

まあ、大学の話は置いておくとして、やはり本物に触れることが大切だと思います。たとえば日本にも、世界に誇れるような文化がたくさんあります。紫式部の『源氏物語』などもその一つです。あの時代にあのような小説が書かれたというのは、本当に奇跡的なことだと言えるでしょう。現に世界中の多くの文学者たちが『源氏物語』の研究にいそしんでいます。

このように日本には、本物の美意識が集約された文化遺産が数多く残されています。そういうものに直接に触れることで、脳は非常な刺激を受けます。たとえば、いくら写真の中の伊勢神宮を眺めていたところで、創造力は湧いてくるものではありません。実物の、圧倒されるような建築物を見て初めて、脳は触発されるわけです。

今やインターネット時代で、ほとんどのものは家の中のコンピュータ画面で見ることができます。わざわざ足を運ばなくても、短時間で多くのものを目にすることができる。しかしそれはあくまでも画像であることを知るべきです。記憶の一端としては残るかもしれませんが、脳に刻み込まれるような体験としては残りません。この差を理解しておくことが重要だと思います。

個々の体験は創造性を生むものとして非常に大切なものです。だからこそ本物に触れることが望まれる。本物に接した経験がなければ、その素晴らしさが分かりません。つまりは自分の世界がどんどん狭くなっていくわけです。

脳にとって無駄になる体験はありません。全てが創造性にとって必要な体験です。本物に触れ、感動する体験が多いほど、前頭葉の働きは活発になるのです。

どうして年を取ると意欲がなくなるのか

創造性という言葉を聞くと、どうしても若者をイメージしてしまいます。もっと言えば、創造性は若者の特権であって、それは年配者には関係がないものだと。確かに若者たちは活動的ですし、見ているだけでも何かを創造しているように見えます。それと比べると、年配者はどうしても創造性とはかけ離れて見えるのでしょう。

しかし実際には、年を重ねても創造的であり続けた人は世界にたくさんいます。アイザック・ニュートンが有名な『プリンキピア』という著作を書いたのは四十歳を過ぎてから。進化論を唱えたチャールズ・ダーウィンにしても、その進化論の着想の元になったビーグル号の航海に出かけたのは二十歳代ですが、それを『種の起源』という形にまとめたのは五十歳になってからです。

特に科学的な創造性は若者の特権であるという考え方が有力ですが、この二人の例のように決してそんなことはありません。四十歳、五十歳を過ぎてから、最も主要な業績を残した例は枚挙《まいきょ》に暇《いとま》がありません。

もちろん芸術の分野においても同じことが言えます。ゲーテが代表作の『ファウスト』を完成させたのは、本当に晩年のことでした。日本でも小説家の小島信夫氏などは、九十歳の二〇〇六年に『残光』という作品を著わし、多くの若手小説家に影響を与え続けた。「芸術は爆発だ」という名言を残した岡本太郎氏も、その生涯を終える寸前まで創造することを止めませんでした。年を取るに従って創造性がなくなるというのは、全く当てはまらないのです。

ではなぜ、年配者には創造性がないと思われるのか。これは、創造力は体験×意欲だという方程式を考えればよく分かります。最初の要素である体験というものは、年を取るごとに増えていく。二十歳の人間よりも六十歳の人間のほうが、体験の蓄積が多いのは当たり前のことです。そう考えれば、年配者のほうがむしろ創造性が高いとも言えるわけです。

ところが、残念ながらそうはいかない。それは二つ目の要素である意欲が、年を取るにつれて落ちてくるからです。どうして年を取るにつれて意欲がなくなってくるのか。また、意欲が落ちてくるとはどういうことなのでしょうか。

生きる意欲というものは、もともと年齢だけで決まっているものではありません。若者の中にも意欲のない人はいるでしょう。働く意欲がなかったり、何かを学ぼうとする意欲がなかったり、毎日をダラダラと過ごしている若者もいます。一方では中高年になっても、周りがタジタジになるくらいエネルギッシュな人もいる。生きる意欲にあふれている年配者もたくさんいるものです。この差はどこから生まれてくるのか。

もちろん体力的なことや性格的なことなど、いくつかの要素があるでしょう。しかし結局は、その人が持つ世界観に関わってくるのではないかと私は思っています。

意欲を含む感情のシステムが、どのようなかたちで機能しているか。現代の脳科学で感情というのを一言で表わすなら、「生きる上で避けることができない不確実性への適応戦略」ということになるでしょう。

この「生きる上で避けることができない不確実性」というものは、実は普通に生きていれば年を取るにつれて減っていくものです。たとえば生まれたばかりの赤ん坊というのは、最も不確実性が高い存在だと言えます。つまり、世の中に対しての知識が全くゼロです。ハイハイをして、それから立ち上がって、一歩ずつ歩いていく。目に入るものを手に取ってさわったり、口に入れてなめたりする。全てが赤ん坊にとっては初めての体験ですから。何が起こるかが自分でも分からない。そういう状況の中でさまざまなことにチャレンジをしているわけです。

実は我々の感情の中には、非常に優れた性質が備わっています。それは、何が起こるか分からないという状況の中でも、引っ込み思案になることなく、積極的に立ち向かっていくという性質です。

この性質があるからこそ、私たちは次々と新たな体験を脳の中に蓄積していくことができる。そういう意味で、生きる意欲というものは、先が見えていない、何が起こるかが分からない、どうなるかが決まっていないからこそ湧いてくるものなのです。不確実性へのチャレンジこそが、脳を活性化させる重要な要素なのです。

明日が今日と同じはずはない

さて、もちろん年を取るにつれて、脳の神経細胞の数は減少していきます。神経細胞の数は一千億もあるわけですから、全体から見れば大したことはないのですが、減っていくことは確かです。また年を取れば瞬発力や、心身のエネルギーが落ちていくということも避けることはできません。しかし、加齢に伴って意欲が落ちていく大きな要因は、神経細胞やエネルギーなどの減少ではありません。その大きな要因は、体験や知識が多く蓄積されることによって、不確実性の要素が減っていくことにあるのです。

不確実性の要素が減ることは、よいことでもあります。リスクも少なくなるわけですから、よい面もたくさんある。しかし一方で、面白味がなくなるという面もあるでしょう。たとえば一度ジェットコースターに乗って、大して楽しくなかったという経験をした人はもう乗らなくなるでしょう。もっと楽しいジエットコースターがあったとしても、どうせ大したことはないだろうと決めつけてしまう。乗ってもみないうちに自分で勝手に結論を出してしまう。

そういうものが身の回りに増えていくと、何に対しても興味が薄れてしまう。新しいことにチャレンジをしようという意欲がなくなっていくわけです。つまりはその人の脳が、もう今までの体験で充分だと判断を下しているのです。

よく、大人になると常識的な考え方になると言われます。もちろん他人に迷惑をかけるような非常識な言動は避けるべきですが、かといって常識に縛られることはありません。それも、自分の中で勝手に常識の枠をつくり過ぎて、チャレンジすることを止めてしまったら、創造力はどんどんなくなっていくでしょう。いくら常識や体験を蓄積しても、それらに囚われ過ぎるのはよいことだとは思いません。

実は未来のことなど、何も決まっていません。いくつになっても、世の中には知らないことがたくさんあります。そういう思いで常に新鮮な見方、考え方をする。そこから生きる意欲が湧いてくるのです。どうせ明日は今日の延長線上に過ぎない。もう世の中には知らないことはないし、また知ったところで大した意味はない。そういう考え方でいたなら、やはり脳の意欲のシステム中枢回路も衰えていくでしょう。

年を取っても、不確実なことは周りにたくさんあります。明日が今日と同じはずはない。その不確実性を怖がるのではなく、楽しむことでどんどん脳は活性化されていきます。新しいものに出会うか出会わないかは自分次第です。出会おうとする意欲があれば、この世界には限りなく新しいものがある。感動することや、時には涙を流すようなことにも出会えます。そしてその新たな感動に、これまでの体験の蓄積を加えれば、そこにはものすごい創造性が生まれる。決して若い者には生み出せないような、素晴らしいものが生み出せると私は考えます。

「根拠なき自信」でも、脳は自信を持つ

充実した人生を送るためには、意欲というものがとても大切になってきます。そしてこの意欲は、やはり脳がつくっているのです。もちろん脳は一人歩きをしているのではなく、常に体と密接な対話を行なっています。それから体もまた、置かれた環境と密に結びついている。環境というのは何も山や海といった物理的なものばかりでなく、文化や歴史、あるいは周囲の人間関係というものも含まれています。そうしたさまざまな環境の影響を受けた上で、最後にその経験をまとめて整理し、生き方に反映させていく。その役割を脳が担《にな》っているわけです。

かつて脳は、精神的な部分にあまり関与しないと考えられていました。計算や分析という分野には大きな働きをするけれど、心の持ちようにはあまり関係がないと。しかし現代の脳科学で明らかになったのは、心イコール脳であると

いうことです。心の持ちようというものも、実はすべて脳の中のメカニズムに支えられている。心と脳は分離したものではなく同一であるという説が一般的になったのです。

たとえば、「あなたは今、人生をどれくらい意欲的に生きていますか？　5段階で評価してください」というアンケートを取るとします。きわめて曖昧な質問で、答える人も「うーん、3か4くらいかなあ」と適当に答えます。ところがこの適当に答えた結果が、中枢の脳活動ときわめて精密に対応しているということが分かってきました。つまり自己評価が高い人ほど、脳の活動も活発であるというわけです。従って、ある心の持ちように対して、必ず脳の活動の裏付けがあるということになる。

たとえば「前向きに生きよう」などというアドバイスがよくなされます。一見すると単なる精神論のようにも思えますが、実は非常に脳科学の理屈に合ったアドバイスとも言えるのです。前向きの気持ちで生きている時には、前向きに生きる時の脳の状態があります。後ろ向きに生きている時には、脳もまた後ろ向きの働きをしている。感情というものに大きく関係する情動系と呼ばれる部分があります。大脳皮質の下の大脳辺縁系を中心とする領域にある物質。この物質が、前向きに生きる時と後ろ向きに生きる時とでは、その状態がまったく違ってくる。

従って前向きに生きるというのは、実は気のせいでも、心の持ちようでもないのです。脳の中には、実際にそれを左右するインフラが組み込まれているわけです。人生に意欲を持って生きている時には、意欲を持っている時の脳の状態が実際にあるのです。

ということは何を意味するのか。意欲がなくなっていると感じたら、意欲を持っている時の脳の状態をつくってしまえばいいわけです。別に具体的な目標などを探さなくてもいい。無理して何かを始める必要もない。とにかく意欲ある脳をつくってしまう。そして一度つくってしまえばしめたもの。脳のインフラが勝手に整備されますから、自然にやる気が起こってくる。やる気が出てくれば具体的な目標も次々と生まれてくるでしょう。

私はよく「根拠なき自信」が大切だと言っています。自信というものは普通、何らかの成功体験から生まれます。つまりは、自信を持つには何らかの裏付けが必要だとされている。もちろんそれも大事なことですが、私はあえて逆の発想をします。そう、まずは何の成功体験もないのに、最初に自信を持ってしまうのです。

「自分は必ずできる」「オレには自信がある」と勝手に信じてしまう。「どうしてできると言えるのか？」「その自信はどこから来るんだ？」と聞かれても、そんな根拠はどうでもいい。とにかく自分には自信があるんだと考える。そうすると面白いことに、自信を持っている脳の状態ができ上がってしまうのです。

人生は不確実性の連続です。先のことなど誰も分からない。どんな出来事に出会うかも分からない。その不確実性に対して前向きに闘う力が自信なのです。事実、自信を持って不確実性に向き合うか、自信もなくビクビクと向き合うか。その結果は自ずと変わってくるものです。

引っ込み思案な人は、その脳までもが引っ込み思案になっています。まずは自信を持って、積極的な脳をつくる。自信の根拠なんてなくてもいい。そんなものは後からくっつければいいのです。

第二章

意欲が脳を刺激する

人生は不確実性に満ちている

人間の脳には、コンピュータでは決してできない判断力が備わっています。人はすべて日々の日常生活の中で、非常に多くの判断を下しながら生きています。当たり前のように送っている日々も、実はさまざまな判断によって成り立っているのです。

では、人間はどうしてそのような判断をすることができるのか。その判断の元となるものはいったい何なのか。研究の結果、実は「感情」こそが判断の元になっていることが明らかになってきました。

なぜ感情が判断を支えていると言えるのか。それは人間が直面する人生のさまざまな出来事は、基本的に正解が分かるものではない。つまり不確実性が支配する世界だからです。たとえば具体的に思い浮かべてください。自分はどういう学校に入るべきか。何を専門に学べばいいのか。そしてどういう仕事に就けばいいのか。自分にはどんな才能があって、どういう職種に向いているのか。実はこれらは、前もって分かるものではありません。それは情報がないからです。もちろん何となく想像ができるくらいの情報はあるでしょうが、それは的確なものではない。自分がやったこともない仕事が自分に向くかどうかなど、分からなくて当然なのです。

人生はその節目節目で大きな選択を迫られます。しかし考えてみれば、そのほとんどに充分な情報がありません。こちらの道を選べば自分の人生はこうなる。あっちの道へ行けば五年後にはこうなる。そんな情報があるはずもないのです。

その典型が恋愛と結婚です。相手についての情報はもちろんあります。年齢だとか職業だとか、あるいは出身地だとか。しかしそれらはあくまで上辺《うわべ》だけのもので、相手の人間性を示すものではありません。また、その相手を選んだからといって、うまくいくかどうかは分からない。結婚してうまくいく確率が何パーセントと、そんな情報などはどこにも存在しません。まさに不確実性の最たるものです。

ではそういう時に人間は、何をもって判断するのか。この人とおつきあいをするか否か。この人と結婚するか、しないのか。最終的な判断は、とても感覚的なものに委《ゆだ》ねられることになります。何となく合うような気がする。この人となら何となくいい家庭を築けそうな気がする。ハッキリとした根拠があるわけではなく、ただ感情の動きによって選択するというのがほとんどです。

これは脳科学者が発見する以前から、生活実感としてみんな分かっていたことだと思います。しかし一時期の脳科学では、このことにあまり目を向けていなかった。脳イコール知識や論理的思考であるという思い込みに支配され、その根本にあるのは実は感情であったということを見失っていたのかもしれません。

たとえて言えば、大脳皮質というのはどちらかというとコンピュータに近い。大脳皮質がやっていることは論理的な推論です。実はそこが人間の本質ではなくて、古い脳と言われている大脳辺縁系の感情の動きこそが、人間らしい判断を下している。そういうことが分かってきたのです。つまり、人間の脳に備わっている知能と感情が複雑にからみ合って、不確実性の中で判断を下しているわけです。

従って自分らしく生きるとか、自分の潜在能力を活かすということは、単に論理的に判断することではない。人生というものは、そんなに計算通りに運ぶものではない。だからこそ自分の中にある感情というものを最大限に活用することが大切なのです。

自分の感情を大切にしながら、しかも感情だけに流されないよう知性でコントロールする。それこそが人間らしさと言えるのかもしれません。

感情のレパートリーをフル活用する

古い脳と言われる大脳辺縁系から感情というものが生まれます。この脳は人間だけでなく他の動物も持っていますから、当然のことながら動物も感情を持っている。ペットを飼っている人はよく分かると思いますが、犬や猫もとても豊かな感情表現をするものです。

主人が帰宅したらシッポを振って嬉しそうにしますし、叱ったらしょんぼりしたりもします。そういった感情表現があるからこそ、またかわいらしく思えたりするのでしょう。

しかし犬と人間を比べた場合、決定的に違うのはその感情の種類なのです。人間は他の動物と比較して、圧倒的に喜怒哀楽を含めた感情のレパートリーが多い。これはチンパンジーやオランウータンなどの霊長類と比べても、その差は歴然としています。霊長類の研究者たちも、動物は高等なものになればなるほど感情のレパートリーが増えていくと結論づけています。

人間にしか持ち得ない複雑な感情。たとえば、ひいきの野球チームが勝ったら、嬉しくてみんなで大騒ぎする。恋人が他の異性と話をするだけで嫉妬する。思いを寄せる人に告白する時の何ともドキドキとした気持ち。こういった複雑な多種多様の感情を、人間は自分では気づかないくらいのスピードで生み出しているのです。

そしてこうした高度な感情を使って、私たちは人生の難しく答えのない問題に立ち向かっているわけです。逆の言い方をするならば、この複雑な社会で生きていくためには、複雑な感情に磨きをかけなければならないということです。

ではどうして人間の脳というのは、多種多様の感情のレパートリーを持ち得たのか。脳科学から説明をすると次のようになります。もともと感情の中枢である大脳辺縁系と、自我の中枢である大脳皮質の前頭葉の間には密接なつながりがあります。そのつながりを強固なものにしたと考えられます。つまり動物も持っているような感情の働きを、大脳皮質がうまく取り込んで利用することによって、人間らしい感情の分化が起こった。

元になる動物的な感情をどんどん分化させることによって、人間は細かな感情のレパートリーを増やしていった。たとえば怒りという感情は動物ならば一つです。動物ならば怒りと攻撃が一直線につながっていく。しかし人間はその怒りという一つの感情をさまざまに分ける力を持ったわけです。個人に対する怒り、社会に対する怒り、自分自身のふがいなさに対する怒り。あるいは感情を爆発させるような怒りから、次の日には忘れてしまうような小さな怒りまで。すべての喜怒哀楽を細かく分化させていくことによって、感情のレパートリーを増やしていったと考えられます。

そして本書のテーマでもある「感動」。これこそが分化されたさまざまな感情を再び集約した結果生まれた、最も人間らしい心の動きではないかと思うのです。

「感動」というものは、喜怒哀楽の中の一つだけで生まれるものではありません。さまざまな感情の糸が複雑にからみ合った中から生まれてくる。だからこそ本当に感動を味わった時には、「とても言葉では言い尽くせない」ということになるのでしょう。一言では表現できないような複雑な感情。それが感動という心の動きなのです。

人生を豊かに生きるために、心に感動を生み出すために、自らが持っている感情のレパートリーを精一杯活用することが大事です。人間にしか持ち得ない多種多様の心の動きをぜひとも意識してください。

イメージ・トレーニングとクオリア

スポーツ選手は、競技の前にイメージ・トレーニングを行ないます。どういうタイミングでスタートを切って、どのあたりで加速し、そして何秒でゴールに入るか。スタートからゴールまでの姿をしっかりと頭の中でイメージする。高飛びならば自分の体がバーを越える場面をイメージするでしょうし、ハンマー投げならばハンマーがどういう軌跡を描くかをイメージしているのでしょう。

もちろんイメージ通りにいくとは限りませんが、これを事前にやるかやらないかでは、その成績は変わってきます。それは心の持ちようだとか気のせいなのではなく、脳科学としても説明がつくものです。すなわち頭の中で良いイメージをつくることによって、ポジティブな脳のインフラ整備ができます。脳細胞がポジティブになれば、自ずと身体能力にも良い影響が出てくる。

逆にネガティブな脳をつくってしまったらどうなるか。競技の前から失敗することばかりを考えてしまう。途中でうまく加速することができなかったり、あるいはスタートで失敗する場面ばかりをイメージしてしまう。

そうなればおそらく、体は思うように動かなくなり、良い成績を出すことはできないでしょう。ポジティブやネガティブという思考は単に気持ちの問題だけでなく、脳細胞に大きな影響を与えることになるのです。

そういうことはあるだろうと昔から考えられていた。しかしそれらは、あくまでも気持ちの問題であると片付けられていました。科学的に解き明かすことができなかったのです。

その中で私は、一九九七年に「クオリア」という概念についての最初の論考を発表しました。

「クオリア」とは、もともとは「質」を意味するラテン語です。私たちが心の中で感じる、さまざまな質感。それらすべてを、脳科学の世界で「クオリア」であると位置付けたのです。

たとえばチョコレートを舌にのせた時のまろやかで甘い感覚。トーストをかんだ時のサクッとした感覚。こういう感覚を「クオリア」と称します。また味覚だけでなく、初めて入ったレストランでのワクワクした感じ。昔の友人を思い出すことで感じる懐かしさ。これもまた「クオリア」なのです。

そしてこの「クオリア」は、実際の数値で表わすことができません。重さや速さといったものとはまったく異なるものです。たとえば甘さについても、果物には糖度というものがあります。同じリンゴでも糖度が高いほうが甘いわけです。

しかし、同じ糖度のリンゴでも、食べる人によって甘さは変わってくるでしょう。甘いと感じる人もいれば、すっぱいと感じる人もいる。また同じ人が食べたとしても、その時の気分や体調で味は変わってきます。恋人と一緒に楽しく食べれば、どんなリンゴも甘く感じるかもしれません。この、数値では表わすことのできない不思議な感覚すべてが「クオリア」なのです。そしてこの「クオリア」こそが、現代の脳科学における最大のミステリーでもあるのです。

私が「クオリア」を提唱しはじめた頃は、まだそのような考え方は注目されませんでした。しかし私には確信がありました。「クオリア」の問題こそが科学界に残された最大の、そして本質的な謎であるという確信です。そして、心の持ち方次第で実際の脳細胞は活性化されるという確信です。前向きになれば必ず、その実現性は高まるという科学者としての確信です。

スポーツ選手がやるように、イメージ・トレーニングをする。

成功するんだというイメージ。自分は必ずできるんだというイメージ。そして幸せになる自分をイメージする。そのイメージが意欲につながり、次々と新たな創造力を生み出してくれるのです。

子供は意欲のかたまり

意欲を持って生きることはとても大切なこと。それは充分に分かっている。でも意欲が湧いてこない。どうすれば意欲が湧いてくるのかが分からない。多くの大人たちがそう思っています。また、大人になったのだから、目新しいこともないし、意欲が減退してくるのが当たり前だと思っている人も多いでしょう。でも、思い出してみてください。子供の頃に持っていたあのキラキラした感動を。

子供の頃は、毎日がドキドキした感動の連続でした。自転車に乗って、思い切って隣町まで行ってみる。そこは初めて通る道。見たことのない店が並び、まるで別世界にでも迷い込んだような気持ちになる。ちゃんと家に帰ることができるだろうか。急に不安になって、慌てて自転車をこぎ始める。胸がドキドキして、寂しさと怖さがこみ上げてくる。そして自分の町の風景が見えた時、ホッとするあまり涙が出そうになる。こんな素晴らしい感動を味わった人もたくさんいるでしょう。

何もかもが初めてです。お金を握りしめてお使いに行くのも、一人でバスに乗るのも、何もかもが新鮮です。心の中は不安だけれど、ちょっとした怖さもあるけれど、それでも子供にはチャレンジしてみようという意欲があります。いくつもの〝初めて〟を乗り越えたり、時には失敗しながらも、子供の脳というのは育っていくのです。

親の役割は、子供の〝初めて〟を応援してあげることではないでしょうか。もちろん親としては心配する面も多々あります。でも、子供がやりたいという意欲を示した時には、できる限りやらせてあげる。危なそうだから、心配だからといって何でも止めてしまえば、意欲を持つことができない大人になってしまいます。

私の息子は今、一人で電車に乗って塾に通っています。ある日、私が帰宅すると彼がいない。妻に聞くと、「一人で塾へ行くって言うから、今日から行かせることにしました」と言う。私は途端に胸がドキドキし、「大丈夫なの？」と聞いたものです。たった一駅だけど、もう心配で仕方がなかった。しかしこの経験が、息子を大きく成長させたのも事実です。もちろん危険なことはさせてはいけませんが、子供の意欲に待ったをかけてもいけません。当たり前のことですが、すべてのことに〝初めて〟があるのです。

ちょっと子育て論になってしまいましたが、誰しも子供の頃には意欲にあふれていたわけです。意欲というのは何も特別なものではなく、ごく当たり前に人に備わっているものです。なのにどうして大人になると、この意欲を忘れてしまうのでしょう。それはおそらく、新しいものなど何もないと脳が勝手に思い込んでいるからです。

たとえば仕事が終わって居酒屋に飲みに行く。それ自体は新しいことではないし、慣れた日常の行為です。しかし初めての居酒屋に入った時、「居酒屋なんて、どこも同じようなものだ」と考える人もいれば、「おっ、この店は初めてだな。何か珍しい料理があるかもしれないな」と思う人もいます。どちらが人生を楽しめる人か。それは間違いなく後者でしょう。

会社の出張や旅などで日本を回る。狭い日本は、どこに行っても山と海です。でも同じ山や同じ海は一つもない。富士山と六甲山はまるで違うし、湘南の海と神戸の海もまた違うものです。その違いや〝初めて〟に感動できる人のほうが、より意欲的な生き方ができると私は思います。

戦後の日本人は、意欲のレベルが低くなってきたと言われます。「日本人は、生きていないように見える」と言った外国人もいます。どうしてそうなってしまったのか。戦後、日本人は生活を安定させるために必死にがんばってきました。生きる意欲を持たなければ、生活することができなかった。そして今、豊かな生活を手に入れることができた。つまり、ある程度の目標が達成されたことで満足してしまったのではないでしょうか。

確かに現代は、強烈な意欲を持たなくても、それなりに暮らしてはいけるでしょう。何もしんどい思いをしてまで、新しいことにチャレンジしたくないと考える人もいるでしょう。小学生や中学生の子供でさえ、意欲の少ない子が増えています。これはとても不幸なことだと思います。

せっかくの人生。たくさんの感動を味わいたいものです。いろんなものを創造したいものです。そのためにも大人は今一度、子供の頃のあのキラキラとした〝初めて〟を思い出してほしい。そしてその感動を、子供たちにも伝えてほしい。

意欲は美しい環境から生まれる

心の中に意欲を生むインフラを整える。これはとても大切なことです。意欲というものは突然に湧き上がってくるものではありません。まずはそれが出てくる下地を脳の中に作ってあげなくてはならない。もちろん目標を見つけたり、欲望を持つということも意欲につながりますが、実際に身を置く環境もまた意欲に密接に関わってきます。

たとえば日常生活の中で見てみると、さて今から美味しい料理を作ろうとする。材料を買い揃えて、いざキッチンに立つ。するとそこには汚れたフライパンやナベが散乱し、シンクの中には洗っていない皿が山積みになっている。これでは美味しい料理を作ろうという意欲がなくなってしまうでしょう。

仕事場もまた同じです。いざこれから大切な仕事をしようとする時に、デスクの上が不要なもので埋まっていたら、途端にやる気は失《う》せてしまいます。仕方なく片づけている間に、せっかくのやる気がどんどん失われていく。そういう意味からすれば、やはり美しく整った環境というものが、人間の意欲を引き出すと言えるでしょう。

少し話は変わりますが、アメリカで「ブロークン・ウィンドウズ理論」というものを見出した人がいます。ブロークン・ウィンドウズとはすなわち〝割れたままになった窓〟という意味です。

犯罪の多発地域に行くと、必ずその街はあちこちの窓が割れたままで放置されている。アパートメントの入口の窓も、商店の窓も、道に停められている車の窓も割れている。そういう環境が新たな犯罪を引き起こす。明らかにその環境は、人間のプラスの意欲を妨げていると考えられます。

そこで犯罪が多発する街をまず外観から美しく変えました。割れた窓ガラスはきれいに修理し、街中にあった落書きを消した。すると街に住む人間は変わらないのに、犯罪が激減したというのです。人間は美しい環境の中に身を置くことで、生きる意欲が自然と湧いてくる。そういうことが証明されたという例です。

まあ、美しい環境さえあれば意欲が湧くとは言い切れないかもしれませんが、少なくとも美しいものを見ることは脳に良い刺激を与えるのは間違いない。美に対する意欲を持つことで、創造性は高まってくるものです。

私は若い頃、明らかに西洋の文化にかぶれていました。やっぱり西洋は何もかもが美しい。日本にはロクなものがないと大学生の頃までは思っていました。ところがある時、小津《おづ》安二郎さんの映画を観て考え方が百八十度変わった。日本の風景や文化は何と美しいのだろう。これは西洋なんて目じゃないぞと。

それ以来私は、積極的に日本の歴史や文化に触れるようになったのです。京都の神社仏閣などを観ると、その美しさに改めて圧倒されます。素晴らしい茶室などに座っていると、脳の中がどんどん活性化されるような気分になってきます。また古《いにしえ》の文学作品を読んでも、深い感動を覚えるのです。

今、日本の国は、お世辞にも美しいとは言えません。特に都市部の醜悪さは目を覆いたくなります。でもそんな日本の中にも、探せば美しい所はたくさん残っています。その美しい場所を訪れ、その場に身を置くことで創造性を高めることをおすすめします。美しいものに触れ、心に刺激を受けることによって、きっと前向きに生きる意欲が湧いてくるでしょう。

まあその前に、身の回りを美しく整頓すること。これは私自身への戒《いまし》めでもあります。

東大に世界的な研究者が少ないわけ

日本の「最高学府」として、東京大学と京都大学はよく比較されてきました。ノーベル賞学者は京大に多く、東大では出ないとも言われています。現実にはそうではないのですが、どうしてもそういうイメージがつきまとうようです。

それは、二つの大学が置かれた環境のせいもあるでしょう。京都大学はご存知のように、京都市内のとても静かな場所にあります。西田幾多郎《きたろう》が散策していた「哲学の道」などは、本当に物事を考えるのに最適の環境です。そういう中で思索を続ければ、脳もまた創造的になるものです。一方の東京大学は町中にあり、いくら構内は静かでも、一歩大学を出たらたちまち都会の喧噪にさらされてしまう。この環境の差は大きいでしょう。

しかし、そんなことよりも大きな違いが、東大と京大の間にはあります。それは、両校が持つ目的意識の差とも言うものです。

東京大学の目的は何か。それは、日本一の大学であり続けるということです。東大は明治政府によって、ヨーロッパの学問をいち早く取り入れることを目標としてきました。そして卒業後は政財界や官僚の世界のトップになっていく、日本のリーダーを育成していくことが目的でした。つまり、地位やお金という欲望が常について回っていたわけです。これは今も変わることなく、東大に入りさえすれば、ある程度の未来は保証されていると世間では思われている。

この間も東大の学生と話していて、その傾向を強く感じました。確かに彼らは優秀ですし、それぞれが夢を抱いています。しかし、そこには学問や人生に対するビジョンが感じられない。アイデンティティさえも強烈に伝わってこない。エリート意識ばかりが強く、ハッとするような創造性や意欲が感じられない。要するに東大に入ったことで満足し、次のステップへの意欲が湧いてこないのでしょう。

脳科学者の松本元《げん》氏がかつて面白いことを言われていました。「清原選手が巨人軍に行って成績がパッとしなかったのは、巨人に入ることが目的だったからだ」と。

清原選手といえばプロ野球界のスーパースターでした。彼は小さい頃からジャイアンツに憧れ、ずっと入団したいと思っていました。ジャイアンツに入りたいという意欲が彼を成長させたと言ってもいいでしょう。しかし彼は高校卒業後、ドラフト制度で西武ライオンズに入団します。そしてライオンズでは目ざましい活躍をするわけですが、その後に念願叶ってジャイアンツに移った後から、成績がパッとしなくなった。つまりは目標が達成されたがゆえに、意欲のレベルが低くなったというわけです。

もちろんそう単純なものではないでしょうし、清原選手にそんなことを言えばおこられてしまうでしょうが、確かに目標が達成されることで意欲が減退することはよくあります。まさに東大生が東大に入ってからパッとしないのと同じことです。

東大の学生は優秀ですし、欧米の名門校と比べても決してひけを取りません。にもかかわらず世界的な研究者が少ないというのは、やはり意欲を引き出すような教育がなされていないからでしょう。意欲を引き出し、ビジョンを持たせるような教育がなされたら、日本にも優秀な学生が数多く育つと思います。

一つの目標を達成することは素晴らしいことです。しかしそれで終わりではありません。次々と新たな目標を持つことで、よりイキイキとした人生が送れるのです。

バーチャルと本物の大きな違い

最近の子供たちの遊びは、私たちの頃とはすっかり変わってしまいました。その典型的なものがゲーム機器の登場です。私たちの時代は家で遊ぶものが少なかったため、いやでも外に放り出されたものです。夏には虫取りにかけ回り、川に入っては魚を追いかける。いつもどこかにスリ傷をつくっていましたが、日々新しい体験がたくさんあった。遊びながらも、自然に脳が鍛えられていました。

ところが今の子供たちは、学校から帰ると家に閉じこもってTVゲームに興じている。これは都会も田舎も変わらないそうで、せっかく自然に囲まれているのに、その自然の中で遊ぼうとはしない。別にTVゲームがすべて悪いとは思いません。確かに大人も夢中になるくらい面白いものですから、時には楽しめばいいと思います。しかしゲームから得られる感動というのは、やはり薄味なものでしかありません。

今、小学生の間では、カブト虫やクワガタを闘わせるゲームが流行《はや》っているそうです。バーチャルの世界で育てたカブト虫を闘わせて、勝った負けたと楽しんでいる。それはそれでいいのですが、少なくとも実際のカブト虫に触らせてみることが大切だと思います。背中はツルツルしているし、足を触るとチクチクと痛かったりする。生きたカブト虫がどんなものであるか。死んでしまったらどうなってしまうのか。そういう経験がとても大切で、その経験をさせた上でゲームを買い与えることがいいと思います。

またTVゲームだけではなく、いろんなことにおいて、本物を体験させることが必要です。たとえば絵画ひとつにしても、今はインターネットなどで簡単に見ることができます。ピカソの絵だってゴッホの名作だって、ボタンひとつで部屋の中で見ることができる。でも、それも薄味の感動でしかありません。

そうではなく、実際に美術館に足を運ぶことです。広々とした美術館の静寂の中で、本物の絵に触れてみること。そこにはきっと、部屋の中にはない格別の感動があるはずです。絵の価値など分からなくてもかまいません。小学生の子供に評論めいたことを聞かせても仕方がない。でも子供たちは何かを感じ取るものです。「あの絵の赤色がとてもきれいだった」「絵の中の人がとても怖い顔をしていた」「絵の風景が、おじいちゃん家《ち》の周りに似ていた」。そう感じることで充分ですし、その感動が大人になってもずっと残っているのです。

これは大人も同じこと。画集を買って見るだけで、観たような気になっている人がいます。でもそれは本物ではありません。時間が許す限り、本物を観に行くことをおススメします。本物には、バーチャルなどにない感動があります。心を動かしてくれる何かがある。だからこそ本物なのです。

最も身近な例で言えば、スポーツ観戦がそうでしょう。同じプロ野球の試合でも、テレビで見るのと、実際に球場で観るのとでは全く違うものです。一本のホームランにしても、その感動はまるで違う。手が汗ばみ、胸がドキドキするあの感覚は、本物でしか味わえません。そしてその瞬間、私たちの脳はものすごい活動をしているのです。

本物に触れた体験が少ない子は、どうしても感動が薄い大人になってしまいます。感動が薄いということは、それだけ人生に損をしているということです。同じものを見ても、同じ体験をしても、楽しめる人間とツマラなそうにする人間がいる。どちらがいいか。やはり楽しめる人がいいでしょう。だって、楽しそうにしている人の周りには、みんなが集まってくる。たくさんの人が周りに集まれば、人生もまたどんどん豊かになっていくものです。

欲望のレベルを高くしよう

日産自動車の経営が危なくなった時期に、ゴーンという社長が立て直しに乗り込んできました。テレビなどにもよく顔を出していましたから、みなさんもご存知だと思います。

彼は徹底した合理化を推し進めました。人員を削減し、現場のコストダウンを図った。そのおかげで日産の経営は、表向きはみごとに立ち直ったわけです。表向きと言ったのはなぜかと言いますと、確かに数字的な収支は良くなってはきたが、メーカーとしての日産の力が弱くなってきたと言われているのです。

ギリギリまでコストを削ることによって、車をつくっている現場には自由がなくなってくる。日産らしい素晴らしい車をつくろうとするのではなく、安くできる車ばかりをつくろうとする。私は車に詳しいわけではありませんが、おそらく車づくりが大好きな技術者たちの不満が積もっていったような気がするのです。

つまり、ゴーンさんの欲求というものは、経営を安定させるという一点に集中していたわけです。もちろんそれが彼の役割であり、素晴らしい実績を残したことも事実です。しかし私から見れば、その欲望のレベルが多少低かったのではないかと思うわけです。欲望のレベルが低いと、それが達成された時点で物事は終わってしまう。それから一歩先に進むことができなくなる。

欲望のレベルが高い低いというのは、何も欲が深いとか欲がないということではありません。常に広い視野で物事をとらえ、先を見るということが欲望の高さにつながる。それは「志の高さ」と言い換えてもよいかもしれません。

パナソニック（旧・松下電器産業）の創業者である松下幸之助さんは、そういう意味ではとても欲望のレベルの高かった人です。

松下さんは若い頃から「水道哲学」ということを唱えています。貧しくて物がない時代。生活のために物を盗む人が増えてくる。そこで松下さんは考えました。盗む人がいるのは充分に物がないからだ。世の中に物が溢れたら、誰も他人の物を盗むようなことをしなくなるだろう。水道から水がじゃんじゃん流れ出てくるように、たくさんの物を安く提供して、世の中をもっと豊かにしていきたい。

自分が儲けるためじゃない。自分の会社だけが大きくなればいいというのではない。もっと豊かな世の中にしたい。それこそが松下さんの望みだったわけです。それは、ものすごく高い欲望のレベルだったと思います。その高い欲望レベルを持ち続けたことで、パナソニックは世界的な企業へと発展したのです。

欲望のレベルを高く設定することは、個々人の心の持ち方でできるものです。たとえば受験勉強でもそうです。ただ単に大学に受かりたいという欲望しかなければ、受かった時点で満足してしまう。それでは次のステップに進むことはできません。

部長になることだけを目指している人は、部長になった時点で仕事への意欲は減退してしまう。自分の家を建てることだけを目標にしていたなら、家を手に入れた次の日から、やることがなくなってしまう。つまり、そこで人生が終わってしまうようなものです。

何も社会的な評価ばかりが欲望ではありません。お金を得たり地位を目指すことだけが欲望ではない。自分自身がいかに良い人生を送るか。自分自身の幸福をいかに追い求めるか。そしてそのために何をすればいいのか。そのことを考えた時に、自分がやるべきことが見えてくる。

「こんなものでいいや」「自分は所詮こんなものだ」。こういう言葉を口にしないことです。欲望のレベルを下げるような言葉は、脳にとってもマイナスなのです。

大学教授の話はなぜつまらないのか

　大学での授業中、相変わらず居眠りをしている学生が多いと聞きます。まあ学ぶ意欲のない、グウタラな学生もいるでしょうが、講義をする教授たちにも大いに責任があるのではないでしょうか。とにかく話がつまらなくて、聞いていられない授業をする側にも問題があるでしょう。

　最近は生涯教育というものが流行っていて、カルチャーセンターなどでも大学の先生が講義をするようになりました。中には有意義な話をする先生もいますが、大抵は居眠りをしたくなるような話ばかりです。

　先日も吉本隆明さんがこんなことを言っていました。大学教授のつまらない話を聞くよりも、講座を受けに来ているお年寄りの話を聞くほうが、よほど生涯教育になると。まったくその通りだと思います。

　なぜ大学教授の話は面白くないのでしょう。それは、あまりにも知識というものに固執しているからです。もちろん基本的な知識というのは大切なものです。しかし、知識だけでは感動は生まれません。知識を身につけた上で、それを使うことで感動は生まれる。

もう少し分かりやすく言うと、たとえば小学校の家庭科の授業。何かの料理をつくる時には、まずは理屈から教えるでしょう。タマネギの皮をむいて、ジャガイモを切って、塩や砂糖を何グラム入れてと。教科書に載っているこのレシピは大切な知識です。

しかし、毎日こんな勉強ばかりさせられたら、料理に興味を持つ子供なんて出てこない。教科書で習ったつくり方なんてすぐに忘れてしまうから、家に帰ってつくることもできない。実際につくることができないのですから、そこからは何の感動も生まれません。

だからこそ調理実習というものが大切になってくるのです。実際に自分の手でタマネギの皮をむいてみる。砂糖は五〇グラム入れると教科書に書いてあるけれど、甘い味が好きな子は六〇グラム入れるかもしれません。砂糖を持ってくるのを忘れた子は、友だちから分けてもらった二〇グラムで済ましてしまうかもしれません。そうして甘いだの味がないだのと言いながら、料理をつくる感動を覚えるわけです。

話のつまらない大学教授はおそらく「砂糖は絶対に五〇グラムでなくてはならない」という言い方をするでしょう。「どうしてですか」と問えば、「それが基本だからだ」と答えるでしょう。確かに基本は五〇グラムです。それを二〇グラムも入れたり、あるいはゼロにしたりすれば、それは料理として成立しなくなる。でも、六〇グラムになっても三〇グラムになっても、それは好み次第でOKなのです。つまり基本的な知識というものは、より良くするために活用することで初めて生きてくるのです。

今、知識というものが、生きるということから乖離《かいり》しつつあるような気がしています。生活の中でほとんど形骸化している。そんな死んだような知識にばかりしがみつこうとするから、大学教授の話は面白味がないと言われるのでしょう。

もっとも、私自身も大学で教えているわけで、以上は自戒の意味も込めた議論なのですが……。

せめて私たちは、いかに知識を使うかを考えたいと思います。知識を吸収したなら、どこかでそれを使う方法はないだろうか。はやく使ってみて自分の目で確かめてみたい。そういう意欲こそが感動を生んでいくのです。

「決断する」メカニズム

この複雑な社会の中、先が見えない人生の中、私たちは常に選択をしていかなければなりません。自分が選んだ道がすべて正解だと思えればいいのですが、現実にはそんなことなどあり得ない。失敗したなと悔やんだり、また元の道に引き返したり。人生はそのくり返しです。

しかしどうなるにせよ、私たちは意思決定をしていかなくてはなりません。良いか悪いかの結果が分からない中でも、どちらかに決めなくてはならない。常にスパッと決められる人もいれば、優柔不断でなかなか決められない人もいるでしょう。この違いはどこから生じるのでしょうか。

優柔不断であることを親の育て方のせいにしたり、あるいは性格だから仕方がないと諦めている人も多い。でもそれは間違いです。脳の中にある意思決定の回路。これを鍛える努力をしているか否か。つまりどんな神経回路でも、使えば使うほど鍛えられるもの。それは性格や才能などではなく、日頃の訓練によるところが大きいのです。

たとえば企業の経営者の人たちは、常に素早い意思決定を下します。もちろん意思決定こそが経営者の仕事なのですから当然のことなのですが、彼らとて昔から意思決定が上手だったわけではないでしょう。経営者という立場になって、日々判断を求められていく中で、どんどん意思決定のための神経回路が鍛えられていく。その結果として意思決定の達人になっていくわけです。

人間はいろんな体験を積むと、その体験が側頭葉に蓄えられていきます。それを元に意思決定をしたり判断をするわけです。ただ、そうであれば年を取って経験を積めば、みんなが素早い意思決定ができるはず。ところがそうはなりません。単に経験を積むだけでなく、やはり意思決定の回路を鍛えることが大切です。他人に決めてもらうのではなく、自分で考えて判断を下すという訓練。その積み重ねこそが意思決定には必要です。

たとえば若い頃は、どのレストランに入ったらいいか迷うものです。どんな料理を出す店なのか、どんな雰囲気の店なのか、そして値段はどれくらいなのか。入ったことがないのですから分からなくて当然です。それでも多くのレストランに通う経験を積むことで、この店はこういう料理を出す店だな、二人で一万円もあれば足りるだろうと予測できるようになる。そしてその自分の中の情報を元にしてレストランに入る決断を下すわけです。

ところが同じ数だけレストランに入った経験を持つ人でも、いつも自分で入る店を決めてきた人と、常に誰かの後にくっついて行った人とでは、その判断力の差は大きく違ってきます。いつも人にばかり頼って自分で決めてこなかった人は、結局は自分でレストランを選ぶ力がつきません。

よく言われるのは車の運転です。自分でハンドルを握っているドライバーは道をよく覚えています。それは常に道を覚えようとする脳の神経回路が働いているからです。ところがいつも助手席に乗っている人は、ほとんど道を覚えていません。要するに脳の回路が働いていないのです。同じ時間、同じ道のりを体験しているにもかかわらず、ドライバーと助手席の人とでは記憶が全く変わってくる。これは記憶力の差などではなく、使う神経の差なのです。

そういう意味でも、人生のドライバーズ・シートに座らなければならない。人生の助手席に座って、いつも判断を他人任せにする。それは自分の人生ではなく他人の人生と同じようなものです。失敗しても選択を誤っても、自分が主体となって意思決定をする。そこに人生の喜びがあるのではないでしょうか。

日本人とイタリア人の脳に違いはあるか

喜怒哀楽を含めた多種多様の感情。これは人間が共通して持っているものです。ところが実際には、お国柄によってその表現の仕方は違ってきます。たとえばイタリア人などを見ていると、彼らはとても豊かな感情表現をする。日本人から見れば大げさとも思えるほど、喜怒哀楽を激しく表わします。その差は何なのか。もしかしたらイタリア人の脳の神経回路は日本人のそれとは根本的に違うものなのか。そんなことはあり得ません。同じ人間である限り、日本人もイタリア人も中国人もアメリカ人も、みんな脳のシステムは同じです。

ではどうしてイタリア人の感情表現は豊かなのか。やはりそれは育つ環境や価値観にあると言えるでしょう。おそらくイタリアという国は、豊かな感情表現をすることが良しとされている。心から喜んでいるのなら、その喜びを外に向かって表現する。怒っているのなら我慢せずに素直に怒りを出せばいい。小さい頃からそういう環境に育つことによって、感情の回路はどんどんと強化されていきます。結果として感情豊かな人間が、いわばつくられていくのです。

一方の日本人は、どちらかと言えば、感情を内に隠すことが美徳とされてきました。直接的に感情を表に出すのは恥ずかしいことだと。「男は黙って、どっしりしているのがいい」「男というのは悲しくても泣くものではない」。あるいは、「女は一歩下がって静かにしているのがいい、あまり自己主張をしないほうがよろしい」とか。

もちろん現代ではそういう考え方はありませんが、昭和の中頃までは日本に根付いていた価値観です。要するにこの考え方というのは、脳科学から見れば感情の回路をできるだけ働かせるなということです。小さい頃からそういう育てられ方をすれば、感情表現が貧弱になるのは当たり前でしょう。

もちろん必ずしもオーバー・アクションがよいとばかりは言えません。怒りを表面に出し過ぎれば、互いに衝突することもあります。自分ばかりが大喜びすることで、他の人を傷つけることだってある。豊かな感情表現が文化として根付いていなければ、周りから浮いてしまうこともあるでしょう。

ただ、大切なことは、せっかく備わっている感情の回路を鍛えることだと思います。やはり創造的な人というのは、一般的に感情が豊かな人が多い。特に感動したことに対しては、素直にその感動を言葉や体で表現する。これはとても大事なことだと私は思います。

感動は数値で表わすことはできませんが、たとえば同じくらいの感動を味わった二人がいたとします。Aさんはその感動を言葉に表わし、身振り手振りで誰かに伝える。Bさんはその感動を静かに自分の心の中で受け止め、一人でそれに浸っている。となると、全く同じ感動を味わったとしても、感情の回路が強化されるのはきっとAさんのほうでしょう。もしこういう生き方を二人が続けたとしたら、Aさんのほうが創造的になるのは明らかです。

表に出さないという日本の美徳は素晴らしいものです。それは上品な国民性として私も誇りに思います。しかしそれとは別に、感情の回路を鍛えることも大切です。これは決して感情的になるということではありません。もっと言うなら、自分の中の喜怒哀楽を上手にコントロールし、うまくつきあっていくということです。

マイナスの感情を少し抑えつつも、プラスの感情を豊かに表現していく。特に感動したことに対しては、素直にそれを表現していく。何もイタリア人の真似をする必要はありません。日本人の美意識の中で、自分たちに合った感情表現を身につけたいものです。

第三章

「感動」は脳を進化させる

使い方次第でどんどん進化する脳

脳の話をしている時に、非常によく出る質問が「頭が良い悪いというのは遺伝なのですか?」というものです。特にお子さんをお持ちのお母さんからはよく聞かれます。

さて、この質問に答えるのは非常に難しい。第一、頭が良いというのはどういうことなのか。頭の悪い人とはどんな人を指すのか。そこには明確な定義がありません。従って私は、その一つの指標となる知能指数(ＩＱ)を例に話すことにしています。もちろんこれがすべてではなく、あくまでも一つの目安です。

たとえば一卵性双生児から取ったデータがあります。一卵性双生児というのは、持っている遺伝子は全部同じです。その双生児のＩＱがどのように関係しているかを調べた。その結果、五〇%くらいは遺伝子に支配されていることが分かりました。残りの五〇％は育った環境や、各人の育てられ方によって変わってくる。

つまり、「頭が良い悪いは遺伝なのですか?」という質問に対しては、「ＩＱという面からすれば、五〇％は遺伝です」と答えることになるでしょう。しかし実は、この数字は人生において大して意味を持たないと私は考えています。なぜなら、脳はどんどん変わっていくものだからです。

自分はどうせ頭が悪いんだ。父ちゃん母ちゃんも悪いのだから、自分も悪いのは当たり前だ。生まれつき能力がないんだから、いくらがんばってもムダだ。そんなふうに勝手に思い込んでいる人はいませんか?

あるいは、たまたま学校の成績が良くなかった。入学試験もダメだったし、入社試験でも最低のほうだった。所詮自分は出来が悪いのだから、高望みなんてできないんだ。そういうバカげた劣等感を持ち続けている人はいませんか?

それは全くの思い違いです。確かに人生にはいろんな通過儀礼があり、すべてがスムーズにいくとは限りません。むしろ、すべてスムーズにいく人などほとんどいないものです。そこで一度や二度失敗したからといって、劣等感を持つ必要など全くありません。自分はどうせダメなんだと思っていると、本当にダメになってしまいますよ。

人間の脳には、生まれた時に予《あらかじ》め決まっていることや、あるいは限界などというものは一切ありません。ＩＱの五〇％は遺伝で決まると言いましたが、それはあくまでも目安です。それに知能指数というものも、頭の良さの中のほんの一部の要因にしか過ぎない。ＩＱの高い人が社会的な評価を受け、ＩＱの低い人はいい仕事ができない、そんなことがあるはずがありません。そんなことよりも大切なことは、人生をいかに積極的に意欲を持って生きるかということなのです。

脳は使い方次第でどんどん進化をするものです。意欲を持って前向きに生きてゆけば、脳の働きは良くなる。どうせ自分はダメだと思い込めば、脳もまたダメな脳になってしまう。生まれつきの良い悪いなんて関係がない。考え方次第で脳も自分も変えることができるのです。

大きな感動というものは、やはり人生が変わる時に起こるものです。つまり感動は、脳が自らを変えるきっかけとなるような何かに出会った時、ある種の反応を起こす。そういう意味からすれば、自分はもう変わることができないんだと思い込んでいる人は、なかなか感動しにくいと言えるでしょう。常に自分は変われる、あるいは変わりたいと願っている人は、感動も起こりやすいのです。

百歳になっても脳は成長し続ける

人はそれぞれが遺伝子（ＤＮＡ）を持って生まれてきます。ＤＮＡというのはまさに人間の設計図のようなものであり、それに沿ったかたちで人は成長していくわけです。そこで多くの人は勘違いをしています。設計図には完成品が描かれているのだと。

自分には自分のＤＮＡが既にあるのだから、それに逆らっても仕方がない。いくらあがいたところで自分のＤＮＡは変えられるものではないと。そんなふうに思い込んでいませんか。もしそう考えているとしたら、それは大きな間違いです。ＤＮＡには、完成品など書き込まれていません。

実際に人間の脳というのは、生きている限り自発的に活動し続けています。そしてそれに伴って、神経細胞の結びつきというのも変化している。中高年になったから活動しなくなるというのは間違いです。よく「もう年だから、若い頃のように頭が働かないよ」とか「脳細胞がどんどん消滅していくのだから、今から新しいことを始めるのはムリだよ」と言う人がいるでしょう。それは単に自分が努力をしていないだけ。生きる意欲がなくなってきただけなのです。我々は専門用語で「オープン・エンド」(open-ended)と言いますが、脳はいつまで経っても完成を迎えることのない、まさに青天井の構造をしているのです。なのに自分で天井を勝手に決めてしまうのは勿体ないことです。

人間の寿命はせいぜい百年くらいのものです。どんな頑強な人間でも、百年もすれば死んでしまいます。ならば百歳で死を迎える時に脳は完成しているのかと言うと、実はまだまだ発展途上に過ぎない。もしも人間が二百年も三百年も生きられたとしたなら、脳は三百年間も変化し続けることになります。

つまり人生というのは、実は永遠に完成することのない、終着点のない旅だとも言えるでしょう。生きている限りにおいて、脳は何百年でも変化を続けている。従って人間の脳というのは、非常に残念なことに、どこまで行けるかというその限界を見ないうちに寿命を迎えてしまう運命にあるのです。

丸木スマさんという有名な画家がいました。彼女は美術大学を出たわけでもなく、若い頃から画家を目指していたわけでもありません。彼女が初めて絵筆を握ったのは、何と七十四歳になってからでした。

花や動物など、民話のような心なごむ絵を描かれていました。本人は全く画家になることなど考えてもいなかったでしょう。それが大好きな絵を描き続けることによって、どんどん絵を描く脳細胞が活発に働き出した。そしてあれよあれよという間に上手になり、高い評価を得るようになっていったのです。

六十歳になり定年を迎えた人たちの多くは、「もう後は静かに余生を送るだけだ」「この年からは何も新しいことは始められない」と考えています。ちょっと待ってください。あなたは定年になったかもしれませんが、あなたの脳は定年になどなっていません。第一、脳に余生などという言葉はない。生きている限り変化しているのですから、脳は余生を楽しんでいる暇などないのです。

もしあなたが年を取ったからと家に引きこもっていたなら、脳を使うことなく無為な日々を送っていたとしたら、それはとんでもなく勿体ないことなのです。せっかく限界のない脳を与えられているのですから、大いに働かせないと損だと思いませんか。

年老いたから脳が働かないなどというのはウソです。年を取ったからこそ活動を始める部分も必ずあります。死を迎える直前まで脳を目一杯使ってみる。何と幸福なことだろうと私は思うのです。

「感動」は一瞬にして人生を変える

ドイツの文豪ゲーテはその代表作『ファウスト』の中で、変わるということについて述べています。何かが変化していく時に、水成論と火成論という二つのモードがあると。

水成論というのは水が徐々に土地を浸食していったり、あるいは長い時間をかけて土や砂が堆積《たいせき》して平野ができていったりという現象です。つまり徐々に少しずつ変化していくプロセスが水成論です。一方の火成論というのは、火山が噴火して一気に環境が変わるように、急激で短時間の変化を言う。変化にはこの二種類があるとゲーテは言います。

そういう視点から脳を見た場合、脳はどちらの変化形態を取るのか。もちろんそれは両方の要素があるわけです。生まれてから人生を生きていく中で、水が浸透するようにゆるやかに変化していくこともある。大きな刺激がなくとも、脳は日々確実に変化しています。これは水成論ということになるでしょう。また一方では、火成論的に急激な変化を起こすこともあります。この二つがうまく相まってこそ、人生は変わっていくのです。

そして、この火成論的な急激な変化を起こすものこそが「感動」なのです。多くの人が、実は感動するということを通して、自分の人生が変わったと実感している。もちろん放っておいても脳はゆるやかに変化しています。しかしそれだけでは人生は変わらない。多くの感動を味わうことで、人は自分自身や人生を変えることができるのです。

たとえば相対性理論を発見したアインシュタイン。彼は五歳の時に父親に磁石を買ってもらいました。その磁石をずっと眺めていると、方位磁石がいつまで経っても同じ方向を向いていることに気がつきます。この不思議な現象に彼は深い感動を覚えました。そしてこの感動が、後に時間や空間について考えるきっかけとなったのです。

画家のパウル・クレーは、ある時、チュニジアに旅行します。そこで見たチユニジアの美しい風光。今までになかった色に感動を覚え、画家として全く違う境地に達したと本人が語っています。パウル・クレーにしてもアインシュタインにしても、こうした感動に出会わなければ、おそらくその後の人生はまた違ったものになっていたでしょう。

もう少し現代に近い例をあげてみましょう。アポロ計画で宇宙飛行士が月面に降り立った時、彼らはとてつもなく深い感動を覚えたと言います。それは、宇宙船に乗って地球の周りを回っている時とは全く異質のものだと。地球の重力圏を離れて月の上に降り立つということは、感動の質が全く違うと言います。

そして月面に降り立った宇宙飛行士の多くが、宗教的な啓示を受けたと語っています。「大いなる神の意思を感じた」と表現する飛行士もいます。実際その後に、宇宙飛行士をやめて宗教家になった人もいるのです。どんな感動があったのかは私たちには知る由《よし》もありませんが、とにかく人生を大きく変えるほどの感動がそこには存在したのでしょう。

このように感動というものは、一気呵成《かせい》に脳を変えるきっかけになります。そういう意味でも感動のない世界、感動のない人生というのは、自分が変わることのできない人生とも言えるでしょう。感動があればあるほど、感動の階段を登れば登るほど、人生は変えることができる。自分の脳を変えることができるということになるのです。

何も、宇宙飛行士のような感動を味わえと言うのではありません。またそんなことは現実的には不可能です。感動の大きさは他人が決めることではありません。自分の心が決めるものです。アインシュタインの磁石の感動と、宇宙飛行士の月面に降り立った感動。この二つに優劣や差などありません。感動の意義は、それを感じた人間がその後どう生きるかということに関わってくるのです。

感動時の脳システム

感動というものが脳や人生を変える。これは疑いのない事実ですが、では感動とは脳のシステムから見てどういったものなのでしょうか。

人間の脳は、自分が経験していることを情動系のシステムに照らし合わせます。情動系のシステムとは、まさに私たちの感情を司《つかさど》る部分です。そこで今までの自らの体験や、これまで築いてきた価値観と照らし合わせるという作業をします。そこで脳が自分自身を変える大きなきっかけになる情報が来たと察知した時に、感動というのが起こるわけです。

感動のあまり涙を流すという現象があります。これは、今体験していることが、脳や人生を変えるきっかけになるものだと脳がサインを送っているようなものです。今自分が出会っている経験が、これから自分が生きる上で大きな意味を持っている。その意味が大きければ大きいほど、感動もまた大きくなります。

従って感動というのは、脳が記憶や感情のシステムを活性化させて、今まさに経験していることの意味を逃さずにつかんでおこうとする働きなのです。脳が全力を尽くして、今経験していることを記録しておこうとしている。生きる指針を痕跡として残そうとしている。そのプロセスに感動があると言えるのです。

涙を流すほどの感動は、時が経っても頭の中に残っているものです。たとえば映画の一場面に感動して涙を流す。後々にその映画の題名やストーリーは忘れたとしても、涙を流した場面は覚えている。それは脳が必死になって、その一場面を記憶と感情のシステムに残しているからです。その場面が、きっと人生や生き方を変えるヒントになるというサインを出しているわけです。

もちろん同じ映画を観て、すべての人が感動をするわけではありません。涙を流すほどの感動を覚える人もいれば、つまらなくて眠ってしまう人もいる。また感動する場面も人によってさまざまかもしれません。しかし一つ言えることは、映画の中にたくさんの感動を覚えられる人ほど、脳の情動系システムが活発に働いているということ。そしてそういう人ほど、人生を変えるヒントを記憶の中にたくさん蓄積することができているということです。

そもそも子供の頃はみんな、何にでも感動するものです。すべての経験が初めてなわけですから、脳はできる限りそれらを記憶に留めようとする。その作用が次々と感動を生み出します。

私の息子が二歳になった夏、初めて花火を見せました。すると息子は大声で泣き出してしまった。それは私にとって印象的な光景でした。もちろん花火の大きな音に驚いたということもあるでしょう。でも息子が涙を流したのは驚いたからだけではない。やはりそこには、彼なりの感動があったのだと思います。

私たち大人は、今さら花火を見て涙を流すことはないでしょう。それは何度となく花火を見た経験があり、慣れてしまっているからです。それは悲しむべきことなのかもしれません。かといって、初めて花火を見た時に戻ることはできない。ならばせめて、初めて花火を見て涙を流している息子から、感動のおすそ分けをもらう。それだけでも脳は活性化されるでしょう。

「感動することをやめた人は、生きていないのと同じことである」とアインシュタインは言いました。やはり年齢とともに感動がなくなっていくという悲しい事実を踏まえた上で、彼はそう表現したのでしょう。大人は子供のようには感動することができない。それは初めての経験というものが圧倒的に少なくなってくるからです。

だからこそ、自分にとって初めての体験に積極的にチャレンジする必要があるのです。そしてまた、それが二度目、三度目の体験であったとしても、その二度目の中の初めてを探す努力をしなくてはいけない。

毎年のように同じ花火大会に出かけたとしても、きっと初めて見る花火の姿がある。そう思いながら見るだけでも、同じ花火もまた美しく思えるものです。

ニュートンの言葉

脳は生きている限り変化し続けています。百歳になっても二百歳になっても、脳が完成するということはありません。そこに感動がある限り、脳は進化を続けていくのです。にもかかわらず、人は大人になるとだんだん感動しなくなる。子供の頃のようなキラキラとした感動がないから、変わることができなくなってしまう。それはとても残念なことです。

なぜそうなってしまうのか。大人になると、当然のことながら知識や経験が蓄積されていきます。それらを使いこなしていけば、わざわざ自分を変えなくても何とか生きていけるわけです。

自分や生き方を変えるということは、楽しく刺激的なことでもありますが、反面でしんどいことでもある。そうすると、わざわざしんどい思いをしなくても、今のままでいいやと思ってしまうこともあるでしょう。

　また年齢を重ねていくに従って、変わることを怖がるようになる人も多い。今さら自分を変えても仕方がない。変なふうに変わるよりも今のままでいい。そういう消極的な考え方が頭をもたげてきます。

　ここで私が言っている「変わる」というのは、何も全く別の方向に行くということではありません。今までの価値観を否定したり、今までの生き方を根本的に変えるということではない。第一、そんなことは無理です。そうではなくて、せっかく変化する可能性を秘めている脳を持っているのだから、休ませておくのは勿体ない。つまり、わざわざ変えなくてもやっていけると力を抜くことは、脳が怠けている状態をつくっているのだということが言いたいのです。

　創造的な人間というのはやはり、常に自分の変わる可能性を追い続けています。脳の成長には限界がないと信じている。有史以来の最高の科学者と言われるアイザック・ニュートンは、実に美しい言葉を残しています。

「私は砂浜で遊んでいる子供のようなものである。私は時々美しい石ころや貝殻を見つけて喜んでいるけれど、真理の大海は私の前に未だ探検されることなく広がっている」

感動的な表現ですね。

ニュートンは万有引力の法則を発見し、また微分積分法の創始という、人類史上特筆すべき偉大な業績を残した。そのニュートンでさえ、それで全てだと思っていたわけではなくて、自分が見出した万有引力の法則や微分積分法というのは、砂浜に打ち上げられた一つの石ころや貝殻に過ぎないと思っていたのです。

海はさまざまな生命が行き着く広大な世界です。海は底知れない深さと広がりを持っている。その海に比べれば、自分の見つけたものなど小さな貝殻に過ぎない。そういう実感をニュートンは抱いていたのです。

もしもニュートンが二百年、三百年と生きていたなら、彼は決して自分の業績に満足することなく、広大な無限に広がる真理の海を探索し続けたことでしょう。

ニュートンのような、創造的な人の言葉に学ぶことは非常に重要だと思います。何歳になっても、これで終わりということはありません。自分はたくさんの知識を持っている。自分は多くの経験をしてきた。そう思っている大人はたくさんいます。しかし実は、それらは大した量ではありません。知らないことは限りなくある。未経験のことも実は無限にある。

自分が経験したことばかりをくり返して見るのではなく、経験していないことに目をやる。そうすることで感動を見つけることができるのです。人生の大海原というのは、泳ぎ回れば回るほど、楽しくかつ刺激的なものです。今のあなたが、全てではないのです。

「若さ」とは、変化するということ

感動というのは、未知のものとの出会いから生まれるもの。子供の頃を思い出してみてください。子供の頃は未知のものと出会った時に、とても素直にそれを受け入れることができたでしょう。素直に驚き、素直に自分の中に取り入れ、そして素直に感動する。だから毎日がキラキラと輝いていたのです。

子供にとっては、周りの世界のほとんどが未知のものです。それらを受け入れながら成長していく。もし未知のものを拒否していたなら、子供は成長することができないのです。ところが大人になって知識や経験が増えてくると、自分なりの考え方や感じ方、やり方やポリシーみたいなものができてきます。もちろんそれは悪いことではなく、考え方やポリシーがなければ社会生活は営めません。

ただ、あまりにもそれに固執し過ぎるのはよくありません。自分の世界観やポリシーに合わないものは世の中にいくらでもあります。そうした未知のものに出会った時に、ついついそれを拒否してしまう。一種の精神の免疫系みたいなものができてしまって、異物が入ってこようとしたら排除する気持ちが生まれてくる。これが感動の妨げになってしまうわけです。

もちろんある程度は、自分のやり方を保つためには必要なことでもあります。子供の頃のように、全てのものを素直に受け入れることは難しい。またその必要もないでしょう。しかし、あまりにも新しいものへの拒絶反応が大きいと、それは自分が成長するチャンスを逃がすことにもなってしまいます。

やはり未知なるものに出会った時に、できる限りそれを素直に受け入れて自分のものにする。そのプロセスにこそ感動があるわけです。感動というのは脳が自らが変わるきっかけを察知し、それを逃がさないように感情や記憶のシステムを活性化するということです。従って感動しないということは、もう自らの世界観や経験を広げる必要がないと、脳が判断していることに相当する。これでは人生を変えるきっかけをつかむことはできないし、せっかくそういうきっかけが前を通り過ぎても、チャンスを逸してしまうことになります。

新しいものや、時には違和感を覚えるようなものに出会った時に、いたずらに拒絶しない。とにかく一度、素直に受け入れてみることが大切です。受け入れてみたけれど、どうしても自分の考え方には合わない。そういうこともももちろんあるでしょう。その時は無理をしてまで自分の中に取り込む必要はありません。ただ、一度は未知のものを受け入れてみるという作業が、人生の深みをつくっていくと私は思っています。


未知のものに出会った時、素直に受け入れる人と、ハナから拒絶する人がいます。この差はとても大きなものです。実際にどのような差が生じるのか。

結局、未知のものを受け入れて感動できる人というのは、いつまで経っても若々しくいられます。若さとは変化するということで、決して年齢の問題ではありません。

みなさんの周りにも、いくつになっても若々しい人というのがいるでしょう。そういう人をよく観察してみてください。きっと未知のものにいつも興味を持ち、感動することを楽しんでいるはずです。四十歳になったからオジサンになるのではありません。四十歳になって、もう人生に変化などないと諦めてしまうことでオジサンになっていく。

そうなってしまったら、もうその後の人生に変化などありません。ずっと同じ風景しか目に入らなくなってしまう。日常生活は退屈なものになり、人生が後ろ向きで退屈しのぎになっていく。それはとても寂しい生き方ではないでしょうか。

無意識からの働きかけ

小さなことにも、すぐに感動する人がいます。一方でいつもシラケた目で物事を見て、少々のことでは感動しない人もいる。この両者の違いは何なのでしょうか。それはその人が持つ性格の違いだなどと言われたりします。しかし脳の視点から見れば、その差は性格でも何でもありません。

感動というのは、神様が私たち人間の脳に与えてくれた、驚くべき学習のメカニズムです。つまりは、どんな人にも感動する能力があるはず。性格の問題などでは決してないのです。

また感動は、ある意味では無意識からの働きかけとも言えます。従って何か感動するきっかけになるものに出会った時、それをいたずらに抑えてしまうことさえしなければ、誰でも感動することができる。それが脳の自然のメカニズムなのです。

　ではどうして、無感動でシラケたような人がいるのか。それはあまりにも意識的に、自らが持っている世界観や知識に従って生きようとしているからです。

　たとえば多くのビジネスマンが、「この頃、感動するような出来事に会わないなあ」と呟《つぶや》きます。面白いことに、会社での評価が高い優秀なビジネスマンほどこの言葉を口にしたりします。どうしてそういう傾向が表われてくるのでしょうか。

　優秀なビジネスマンというのは、常に仕事に対して高い目的意識を持っています。そしてその目的を達成するために、できる限り効率的な考え方をしようとする。裏を返せば、仕事の目的以外のことには関心を示さない。だからこそ次々と目的を達成させ、会社からも高い評価を得るようになる。

　彼らの周りにも、感動の種はたくさん落ちています。映画や音楽ももちろんそうだし、移りゆく季節や風景の美しさも充分に感動を生み出すものでしょう。しかし優秀なビジネスマンたちは、そういうものを一切排除しようとする。感動の種を決して拾おうとはしない。なぜならそれらは、仕事の目的のためには全く必要がないと判断するからです。せっかく無意識がつかんでいる感動の種を、強烈な意識で抑圧してしまう。せっかく神が与えてくれた脳を使うことなく過ごしている。何ともったいないことでしょう。

「この頃、感動することがないなあ」と口にするということは、やはり脳が感動を求めている証拠です。仕事だけに意識を集中させながらも、どこかで脳は感動を欲している。それは人間として当たり前の欲求でしょう。

最近感動が少ないと思っているなら、まずは自らの無意識を解放してあげることが大事です。もっと素直に自分の心の動きや感情の動きに耳を傾けてあげる。いたずらに目的や効率に縛られるのではなく、素直に周りに落ちている感動の種を拾ってみることです。

別な言い方をするならば、常にアンテナを広げて感性を研ぎ澄ましておくことです。そしてそのアンテナに引っかかったものに、素直に目を向けてみること。映画を観たり小説を読んだりというような、文化的なことだけではありません。会社へと歩く道に咲く花や、家路を急ぐ時に感じる季節の風。そういうものに素直に身を委ねることで、小さな感動はたくさん味わえるはずです。

日常生活というのは、一見すると同じように見えるものです。毎朝同じ電車に乗って会社に出勤する。何年もやっている慣れた仕事をこなして、同じ道を歩いて家に帰る。そのくり返しには感動の種がないようにさえ思う。

しかし実際は違います。全く同じ一日など人生にはありません。同じだと感じるのは、自分の意識がそう思い込ませているだけです。無意味な抑圧を解放して、小さな感動の種を拾ってみてください。結局はそれが、仕事にも良い影響を与えることになるでしょう。

男性脳と女性脳はどう違うか

男女の思考を比べた時に、男性は論理的思考が強く、女性は感情的、情緒的だとはよく言われてきました。もちろん最終的には個人差の問題になりますが、脳科学の分野から見てそういう傾向が確かにあるということが分かってきました。

みなさんもご存知のように脳は右脳と左脳に分かれています。右脳は主に感情やイメージを司り、左脳は論理的な思考を司っています。この右脳と左脳をつなぐ脳梁《のうりょう》と言われるものがあります。その脳梁が女性のほうが男性よりも太いことが分かりました。つまり、女性のほうが右脳と左脳の情報伝達がスムーズに行なわれているわけです。

たとえば考え事をしている時、一般的に女性は右脳と左脳とを均等に使っています。これに対して男性は、ある部分を集中して使う傾向がある。そういうことが実験からも分かってきました。このような脳の構造の違いや、あるいは使われ方の違いによって、男は論理的であり女は感性的であると言われるようになったのです。

さらに最近では、人間関係の捉え方でも男女で違うことが解明されてきました。その差が明確に表われるのが、共感回路というものの使われ方です。共感回路とはたとえば、人が痛みを感じていたら自分も痛みを感じる。あるいは人が喜んでいたら、自分も嬉しい気持ちになる。他者との共感を生むという回路が脳の中にはあり、これは感動を支える上でも非常に重要な役割を果たすものです。

この共感回路の働きが、男と女とでは違う。一言で言えば、女性はどんな時にも、ある程度共感回路が働いています。しかし一方、男性は社会的な状況に応じてこの回路をオンにしたりオフにしたりできるということが分かりました。

たとえばこの共感回路の働きを見るために次のような実験をしました。

数人が集まってあるゲームをします。その中に、わざとルールを破ってズルをする人を一人つくります。そしてズルをした人には罰を与える。体に影響のないような微量の電流を流すという罰です。

電流が流されると、ズルをした人は当然痛がる。それを見た女性たちは、みんな多かれ少なかれ共感回路が働き、自分も痛みを感じてしまいます。たとえその人がズルをしたとしても、その人の痛みを脳が分かろうとするのです。

ところが同じ状況に置かれても、男性のほうは共感回路の働きが低下したのです。つまり男性は、「アイツはズルいことをしたのだから、少々痛い思いをするのは当然だ」という論理を導き出し、共感回路のスイッチをオフにしてしまうのです。

ナイチンゲールは戦場で、敵も味方も関係なく手当てをしました。これは女性にしかできない行為かもしれません。同じ人間なのだから敵も味方も関係ない。傷ついた人の痛みに共感できるからこそ、一生懸命に手当てをすることができる。これが男性だとしたらどうでしょう。「敵なのだから手当てをする必要はない。我々の味方を傷つけたのだから苦しむのは仕方がない」と、敵に対する共感回路を切ってしまうかもしれない。

これはおそらく、男性が社会秩序を維持するという役割を担ってきたからだと考えられます。正義や秩序を守るためには、それを犯す者に対しては時に非情にならなければなりません。いちいち共感回路を働かせていたのでは、秩序や法を守ることはできないのです。

このように共感ということに関しては、男と女の脳の使われ方は違っています。ただしこれは、必ずしもＤＮＡで決まっているということではなくて、やはり社会の中での役割分担によって培われてきたものだと思います。

かつて秩序を守る警察官はほとんど男性でした。しかし今は、女性の警察官もたくさんいます。また、男女の間に職業の差はなくなってきている。社会的な役割の差も減少してきている。おそらく女性の中にも、共感回路を自らの意思でオフにできる人も増えてきているでしょう。

男の脳と女の脳には、確かに科学的には違いが存在します。しかし表面に出てくる差は、持って生まれたシステムよりも社会環境によるものが大きいと思います。現にナイチンゲールのような男性も増えているのではないでしょうか。

理想的な脳は、男脳と女脳の中間にある

一般的に男性は論理的に物事を考え、また社会的な役割を引き受けることに適した脳を持っています。一方の女性は社会的な価値に囚われずに相手に共感し、感性を働かせることが得意な脳を持っている。これはどちらが良いとか悪いとか、どちらが優れているとか劣っているという問題ではありません。

女性のようにどんな場面でも共感回路を働かせて、他者を思いやって何事にも感動することはとても大切なことです。しかしそればかりでは社会は成り立たないわけですから、男性のような論理的な思考も必要になってくるのです。

脳という視点から考えれば、おそらく男性的な脳と女性的な脳のバランスが取れている状態が、最も望ましいのではないでしょうか。自らが感動したこと、あるいは他人への思いやり、そういったものを自分の中だけに留めておくのではなく、理性的な判断を加えて社会の中で活かしていく。そういうことが

できればいい。従って理想的な脳は何かと言えば、それは典型的な男性脳や典型的な女性脳ではなく、その中間の脳の状態であると言えるでしょう。

実際に芸術の世界において創造的な人というのは、男性的な面と女性的な面を併せ持つ人が非常に多い。女性的な感性でとらえたものを、男性的な理性で表現していく。だからこそ独りよがりではなく社会的な評価が得られるわけです。

この間、ある起業家の女性と話をした時に、彼女は「私はおそらく男性脳だと思います」と言っていました。女性でありながら脳は男性に近い。こういったことはよくある話です。従ってセックス（生物学的な男女の差異）とジェンダー（社会的に形成される男女の差異）は必ずしも一致しないと言えるでしょう。男性でありながら、女性的な共感回路を持つ人もたくさんいますから。

また、たとえ一人の人間がバランスよく男脳と女脳を持っていなくとも、互いにその良さを認め合えばいいのです。男性と女性がそれぞれの特質を出しながら、互いに足りない部分を補っていく。互いの脳の欠点を指摘し合うのではなく、良い部分を認め合っていく。そして二人が協力し合って、理想的な脳をつくり上げることが大切だと思います。

男脳と女脳を形成していく過程で、今一つ重要になってくるのが「快感の回路」というものです。人間は嬉しいことや楽しいことを経験すると快感の回路が働き、またその快感を経験したいという気持ちになります。賭け事などで一度勝つ経験をすると、その快感が忘れられなくなり、どんどんとのめり込んでいく。これも同じようなものでしょう。この快感の回路を小さい頃にどう刺激されるかによって、男脳と女脳の差が生まれてくるわけです。

たとえば女の子であれば、多くの親は優しい子に育って欲しいと願います。だから女の子が優しい行動を取ったり、友だちなどを思いやる行動を取れば、親はそれを褒《ほ》めるでしょう。親に褒められた女の子はとても嬉しい気分になり、そのことが快感の回路に組み込まれる。人に優しくすれば自分も褒められるという図式ができ上がるわけです。そういう体験によって共感回路はどんどん強化されていくでしょう。

一方の男の子は、単に優しくしただけではなかなか褒めてもらえない。それよりも信念ある行ないをしたり、強さを表現した時に親から褒められる。そうすると男の子の快感の回路の中には、優しさよりも信念や強さを優先させるという図式ができ上がります。つまりは子供の頃の周りの接し方次第で、男脳と女脳はつくり上げられるのです。

バランスの取れた人間に育てたいのなら、バランスよく快感の回路を働かせてあげることです。まあ私も人の親ですから、それが相当に難しいことは分かっていますが……。

芸術家が長生きするワケ

芸術家には長生きする人が多い。もちろんそれについての綿密なデータを見たわけではありませんが、総じて長生きの傾向があると私は思っています。その理由は、やはり彼らが意欲に満ち溢れているからでしょう。

彼らは日々、素晴らしい作品を生み出したいと願っている。そのためにさまざまなことに感動し、その感動を糧《かて》に作品をつくろうとする。その作品に対する意欲が、生きる意欲に直結していると思うのです。

芸術家だからといって病気をしないわけではありません。彼らとて年を取れば体は弱ってくる。しかし意欲というエネルギーにあふれていれば、体というものは自然に元気になってくる。意欲を持つことで免疫力も高まってくるのではないでしょうか。これは何も芸術家だけに限らず、政治家でも経営者でも、あるいは普通の主婦の人たちでも、やはり意欲的に生きている人は健康体ではないかと思います。

そしてその意欲を引き出すためにも、エネルギーを生み出すためにも、何度も言うようですが「感動する」ということが重要なファクターになるのです。

一つ一つの感動はもちろん個々人が感じ取るものですが、それに加えて私は文化的な側面もあると考えています。文化の土壌として、感動することは素晴らしいことである、感動することで人生は豊かなものになる、そういう土壌が根底にあることが大切なのではないでしょうか。

素晴らしいものに出会った時、未知の体験をした時、人間の脳は感動を覚える。それは本能的に持っているものです。しかしそれを強化していくのは、社会の価値観や環境といったものです。非常に極端な話ですが、もしも感動することが悪だという考え方の社会が存在したとしたら、おそらく無感動で意欲のない人間が多く現われるでしょう。一方で感動を積極的に促す社会ならば、人々はイキイキとした人生を送ることができるものです。

たとえば何かに感動した時に、周りの人たちがそれは素晴らしいことだと後押してくれるか、あるいはそんなものはくだらないと拒否されるか、その反応次第で脳の働きは全く変わってくるということです。人間は社会的動物ですから、やはり周囲に受け入れられたいという欲求があります。いくら自分が感動したとしても、周りの人が理解してくれなかったり、あるいはその感動を否定されたとしたら、どんどんそれは薄れていくでしょう。

そういう意味からしても、共感というものがとても大切になってくるのです。たとえば映画を観に行く時でも、一人で行くよりは二人で行ったほうがいい。映画を観終わった後に、「あの場面は感動したね」「あの人のセリフにはジーンとさせられたね」と互いに言い合うことで、お互いの感動回路が強化されていく。また映画館にいる何百人もの人たちが、同じ場面で涙を流したりする。その状況にいるだけで感動は何倍にもなるでしょう。「感動を分け合う」という言葉がありますが、これは素晴らしい言葉だと思います。

芸術家が長生きするという話に戻りますが、やはり彼らも感動を分け合いたいと願っているのではないでしょうか。自分の作品が賞を取るとか、高い値段がつくということ以前に、たくさんの人と感動を分かち合いたい。そんな意欲が強いのだと思います。

どんな小さな感動でもかまいません。ぜひ周りの誰かと共有してください。まずは身近な家族と感動を分かち合う。たったそれだけで家庭の中は明るくなり、家族も健康になるのではないでしょうか。

たくさんの言葉が心を豊かにする

さまざまなことに感動することで、脳の神経回路は活性化される。そしてその感動を表現することで、感動の回路はどんどん強化されていきます。

では、感動を表現するとはどういうことなのか。もちろんそれは、精一杯に表情に出したり、あるいはボディ・ランゲージというものでも伝わります。しかしそれだけではなく、的確な言葉で表現することがとても大切なのです。

気持ちを伝え、互いに分かり合うための術としての言葉。これを持っているのは人間だけです。また何かを考えるという行為も、言葉なくしてはできません。考えるという作業ができるのも、人間が言葉を持っているからこそなのです。

たとえば相手を好きだという気持ちにしても、単に「好き」という言葉だけでは伝わらない部分がある。「好き」という感情にもいろいろあるでしょう。

「好きだ」「好ましく思っている」「憎からず思っている」「愛している」「嫌いではない」等々。同じ「好き」でも表現の仕方によって全く意味や相手への思いは変わってくるものです。

感情や感動といったものはとても複雑なものです。喜びにもいろんな種類があるし、悲しみにも程度の差は計り知れないほどある。その自分の感情をいかに的確に相手に伝えられるかで、人間関係の良い悪いが決まってくるとも言えるでしょう。

これは余談ですが、最近は熟年になって離婚する夫婦が増えていると聞きます。その大きな原因の一つに、互いの感情を言葉で伝え合わないことがあると思われます。特に夫の側の問題です。

せっかく夫婦二人で暮らしているのに、会話をしようとしない夫。食事の時もウマイでもマズイでもなく、ただ黙って食べているだけ。「ごちそうさま」という感謝の言葉もない。「心では感謝してるんだ」「そんなことは長年連れ添ってきたのだから、いちいち言わなくても分かってくれているはずだ」と言う夫。これでは妻のほうが嫌になるのは当たり前です。せっかく言葉を持っている人間なのに、それを使おうとしない。それは犬と暮らしているようなもの。いや、犬のほうが文句を言わないだけマシかもしれません。

結局そういう夫は、キツイ言い方をすれば教養がないのだと思います。いくら立派な会社に勤めていても、いくら立派な肩書がついていたとしても、人としての教養が身についていない。別に歯の浮くようなセリフは必要ありません。ただ、その時々の自分の感情を的確に相手に伝えていく。それこそが人間関係の基本だと思います。

また教養というものは、意欲をかきたてる源でもあります。たとえば昔の偉人伝や歴史の本をたくさん読む。それは何も知識を集積させるためだけではない。その偉人はどういう思いで生きてきたのか。どうして世間はその人物を評価したのか。そしてその時に歴史はどう動いたのか。それを自分なりに考え尽くすことで、自分がやるべきことや目標が見えてくる。それで「よし、オレもやってやろう」という意欲につながるのです。

創造性を高めるためにも言葉と教養が欠かせません。心の中に素晴らしいイメージが湧いたとしても、それを言葉で表現することができなければ周りの人の理解は得られない。理解が得られなければ物事は進まない。そういうものです。

そして何よりも、私たちは美しい日本語をもっと大切にしなければいけない。「木もれ日」なんていう美しい表現。「そこはかとない」という何とも微妙な感情を表わす言葉。そういう美しい日本語を守っていくことが大切だと思います。美しい心は美しい言葉から生まれるものだと私は信じています。

第四章

人と人の共感回路

人間は生まれつき優しさを持っている

優しさというものは、人が生きていく上でとても大切なものです。逆の言い方をすれば、もしも人の心に優しさがなければ、社会というものは成り立たない。互いを思いやり、助け合うからこそ私たちは生きていけるのです。

さて、この優しさというものはどのようにして育《はぐく》まれるものなのか。実はこれは育まれるものではなく、脳の中に既に組み込まれているものなのです。すべての人間の中には優しさがある。それが基本です。

人間というのは生理的早産です。つまり体の機能が未発達のまま生まれてくる。他の動物ならば生まれて数十分もすれば自分の足で立ち上がり、自らの力で母親の乳を探します。ところが人間の赤ん坊は、何一つ自分の力ではできない。歩けるようになるには一年近くもかかるし、乳も口元まで持っていってやらなければ飲むことはできません。つまり他者の力を借りなければ成長できない存在なのです。

そして成長した人間は、赤ん坊を守ってあげたい、世話をしてあげたいという気持ちを持っています。つまり、この本能的な気持ちこそが優しさの原点です。生まれたばかりの赤ん坊はかわいい。ヨチヨチと歩いている赤ちゃんを見ると、思わず顔がほころんでしまう。そのように反応することが、もともと脳の中には組み込まれているわけです。

赤ん坊の脳は未発達です。知識はもちろんのこと、脳の中には何の情報も入っていません。しかし赤ん坊は、生まれた瞬間に自分と他者を認識することが知られています。動くものに対して反応する。そして何より、人間の顔に似ているものに対しては、非常に強い関心を示すと言われている。他者がいなければ自分は生きることができない。だから他者の優しさを本能的に要求する。そういう回路ができ上がっているのです。

赤ん坊がかわいい表情をするのは、大人が助けてあげたいという気持ちになるようにつくられているからです。昔から何となくそういうことが言われていましたが、実はこれには科学的な根拠があったということです。

そういう意味からすれば、優しさというものは全ての人間に備わっているものと言えます。誰かに対して優しくしてあげたいと思う。誰かから優しくされたら嬉しい気持ちになる。それはごくごく当たり前のことです。

社会や家庭の中で普通に育ち、普通に成長したならば、優しくなるのは当たり前のこと。とりたてて〝優しい子に育って欲しい〟と願わなくても、人は自然に優しさを身につけていく生き物なのです。

しかし現実の社会では、優しさのカケラもないような行為が行なわれています。誰かをイジメたりするという酷《ひど》い行為は、学校だけじゃなく会社の中でもあるでしょう。また家庭の中では妻に対して暴力を振るったり、あるいは自分の子供を虐待したり。そんな悲しいニュースが毎日のように流れています。

また積極的に他人を傷つけたりはしないけれど、他人に対して優しくできないという人もたくさんいます。優しくしたいのに、そのやり方が分からないという人もいるでしょう。どうしてそんなふうになってしまうのか。結局は本来人間の脳の中にある、他人に優しくするという本能を活かし切れていないからです。

その原因はいったいどこにあるのか。現代社会のどこかに本能を壊すものが潜《ひそ》んでいるのか。それは脳科学の分野だけでは解き明かすことはできないでしょう。

私たち脳科学者が考え得るのは、どうすれば優しさの回路を活性化することができるかということです。もちろん脳に関連する働きについて考えることも重要ですが、最も大切なことは、〝他人の気持ちが分かる〟というメカニズムを解き明かすことです。私はそう考えています。

優しさというのは基本的には人と人との関係の中から生まれるものです。一方通行になったり、押しつけになっては何の意味もない。まずは相手の気持ちを理解することから始めなければなりません。と、そこまでは分かってはいるのですが、実はこれを解き明かすことはとんでもなく難しいことなのです。

人の気持ちが分かるとは？

他人の気持ちが分かる。それはいったいどういうことなのか。実はこれは、脳科学における最大の研究テーマの一つなのです。というのは、人間ほど他者の気持ちが分かる、あるいは分かる可能性を持っている存在は他にないからです。

人間以外の動物は、他の個体が何を考えているかということが分かりません。チンパンジーやオランウータンでさえも分かっていないだろうと言われています。少し意外に思われるかもしれませんが、どうやら人間だけが他人の気持ちを分かる能力を身につけていると考えられるのです。

では他の動物たちは、全く他者との感情のやり取りがないのかと言えば、それは違います。共感回路というものは、人間だけではなく他の動物の脳にも組み込まれています。たとえば他者が痛みを感じているのを見て、自分も痛みを感じるような気がする。そういう感覚は人間のみならず他の動物にもあります。たとえば敵が近づいてきた時に、一頭の個体が恐れて騒ぎ始める。すると周りの個体も敵を認識したわけではないのに、同じように騒ぎ始める。これが共感回路による行動だとされています。

脳の中の情報処理の中で、見るとか聞くとかいう感覚に関するものは、案外と共有されにくいという性質を持っています。たとえば他人が見ているものを、全く同じように見ることはできません。もちろん同じ場所で同じ風景を見ているわけですが、その見え方というのは十人十色です。その人にはどういうふうに見えているかは、その人の脳になってみないと分からない。同じ音楽を聞いていても、その聞こえ方は全く違ったりする。従ってこのような感覚的なものを全く同じように共有することは、なかなか難しいと言えるでしょう。

ところが感情というものは一瞬の間に伝わる性質を持っています。これは理論的にも実験的にも証明が成されています。

たとえばサッカーのワールドカップを観る。多くの日本人がスタジアムやスポーツ・カフェや、あるいは自宅などで応援をしている。そして日本がゴールをした瞬間、その興奮と喜びは一瞬にして全ての日本人の間をかけめぐります。特にスタジアムにいる人などは、みごとに嬉しいという感情で一つになる。これは、感情というものが非常に伝わりやすい性質を持っているからです。

感覚とか考えていることとかは、なかなかダイレクトには伝わりません。ところが感情は脳という垣根を越えて瞬時に伝わっていく。この性質については人間も他の動物も変わらないようです。

さてそれでは、この感情が伝わるということがすなわち分かり合えるということなのか。同じ感情さえ共有すれば人は互いに優しくなれるのか。もちろんそれは出発点ではあるかもしれませんが、単にそれだけのものではない。他人の気持ちが分かるというのは、それほど単純な図式ではないのです。ただ、この共感回路というものがベースになっていることは確かでしょう。人が苦しんでいるのに何とも思わないほどに共感回路が働かなければ、それは優しさとはかけ離れたものになります。

今もし、人の気持ちが分からない人が増えているとしたら。優しさが失われつつあるとしたら。それはきっと共感回路の機能が低下しているからと言えるでしょう。

人間関係の中で感動を味わうということ

他人の心が分かるということが、なぜにこれほど難しいことなのか。感情などが瞬時に伝わるという共感回路を持ちながらも、なかなか他人の心を理解することができない。実はその理由は、人間にしか持ち得ないある特性があるからです。

その特性の正体はポーカー・フェイス。つまり心に抱いている感情と、表に出てくる顔の表情にくい違いがあるということです。他の動物は感情の動きと表情が常に一致しています。怒っている時はキバをむき出しにするし、喜んでいる時は体でそれを表現する。要するに互いの顔や目、あるいは体の動きを見るだけで相手の心が理解できます。

ところが人間は、心の動きを表に出さず、隠してしまうことができます。本当は悲しいのに笑顔をつくることができる。ものすごく怒っているのに、冷静な表情をつくることができる。あるいは置かれた状況に応じて、その場に合った表情をつくることもできます。たとえば葬儀の場所などではそうです。亡くなった人のことを大して知らなくても、また大した悲しみを覚えていなくても、意図的に悲しい表情をつくることができる。なかには本物の涙を流せる人もいるでしょう。

こうしたポーカー・フェイスがあるからこそ、互いに気持ちが分かり合うことが難しくなる。また、分からないことによって誤解が生じたりもするのです。まずはこのポーカー・フェイスの存在をよく認識すること。他人の心というものは、必ずしも見かけとは一致しないということ。そのことをよく理解しておかなくては、社会生活は成り立っていきません。

他人を思いやる気持ち。互いに分かり合おうとする気持ち。それはまさに、見かけと違う心の状態をいかに推測できるかということになるでしょう。そしてこの推測する力の高い人ほど、人間関係力も高いということが言えるのです。

では、そうした力はどうすれば高めることができるのか。やはりそこには「感動」というものがあるような気がします。新しいものや美しいものに触れて感動するというだけでなく、人間関係の中での感動を味わうこと。他人と心が通い合うことで、静かな感動を体感することが大切です。

人と人との関係は、初対面の時から分かり合えるものではありません。この時点でポーカー・フェイスをされても、それは推測のしようがない。しかし時間を重ねて関係が深まってくるにつれて、互いの心を推測し合えるようになる。

この人はいつも楽しそうな表情をしているけれど、実は心の中に痛みを抱えているんだ。そんなふうに相手の心の中が少し見えた時の小さな感動。あるいは強がって見せていた自分の心の弱さを、相手がそっとすくってくれた時の嬉しさ。そういう心の交流から生じる感動の積み重ねによって、他人の心を分かる力がついてくると思われます。

いずれにしても人間の脳は他の動物より複雑なものです。単に相手が痛がっていたらこっちも痛がる。相手が興奮しているからこっちも興奮する。そういう単純なものではありません。容易には分からない相手の内面を推し量る。そういう能力が備わっているわけです。そしてこの能力は社会生活を営む上で必要不可欠なもの。だからこそ、それを高める努力をしなくてはならないのです。

長年連れ添った夫婦は、言葉がなくとも互いの心が分かる。表情に出さなくても喜んでいる気持ちが分かる。こんな神業《かみわざ》が可能なのは、人間だけです。

他者の心を理解する脳のメカニズム

他人の心が分かる。この素晴らしい能力を発揮するために、脳のメカニズムはどうなっているのか。実は脳科学の分野においても、未だハッキリとは解明されていません。しかしそれを解明するための重要な細胞が発見されました。それはミラー・ニューロンという神経細胞の存在です。これは一言で言えば、自分の行動と他人の行動を、あたかも鏡に写したかのように反映して活動する神経細胞です。

このミラー・ニューロンはイタリアの研究チームが偶然に発見したものです。彼らはもともとサルの脳を研究していた。イタリア人の習慣として、彼らは食後にジェラートを食べます。ある昼休み、彼らは談笑しながらいつものようにジェラートを食べていた。何気なくサルを見ていたら、彼らがジェラートを手に取って口に運んでいくたびに、サルの脳の神経細胞が活動していることに気がついたのです。

そこでその神経細胞がもともとどういう種類のものかを調べると、前頭葉の運動前野にある神経細胞だった。これはサル自身がエサを口に運ぶ時に活動する運動性の神経細胞なのです。つまり一つの同じ神経細胞が、自分が行動する時と、同じ行動を他人がするのを見た時に、同じ活動をするということです。全く鏡に写したように同じ活動をする。脳の中に鏡があったということで大変な話題になりました。これが今から十数年前の一九九六年に論文として発表されました。

人間が他人のことをどう理解するのか。脳の中でそれをどのように実現しているのか。ミラー・ニューロンの存在が明らかになったことで、その謎に一歩近づいたわけです。

つまり人は脳の中に鏡を持ち、そこに他人の表情やしぐさを写し出す。そしてそこに写し出されたものと、自分の体験を照らし合わすという作業をする。

もう少し分かりやすく言うと、たとえば相手が悲しそうな顔をする。それを見て考える。自分がそのような顔をする時は、どのように感じている時なのか。そうだ、自分は悲しいと感じた時に同じような顔をする。自分が悲しい時の表情と同じ表情をしているのだから、きっと相手も悲しいという感情を抱いているに違いない。

もちろん、いちいちそんなに回りくどく考えているわけではなくて、一瞬のうちに相手の表情と自分の過去の体験を比較するわけです。しぐさにしても同じです。相手のしぐさを見てその気持ちを理解できるのは、自分もまた同じしぐさをしたことがあるからです。

逆に言うと、自分が一度も悲しい思いを抱いたことがない。一度も悲しい表情をしたことがない。まあそんなことはあり得ないでしょうが、もしそうだとすると、相手が悲しい顔をしていてもそれが何だか分からないということになります。いくら心の鏡に相手の顔を写したとしても、それと比較するものがないのですから。

よく、多くの経験を積んだ人ほど他人の気持ちが分かると言われます。これは脳科学から見ても正しいのではないでしょうか。自分が悲しい思いを経験したからこそ、相手の悲しみが分かる。自分が苦労したからこそ相手の苦しみも理解できる。そういうことが科学的にも証明されたわけです。

せっかくミラー・ニューロンという神経細胞があるのですから、どんどんそれを活用することです。そしてそのためにも、多くの経験を積むことが大切です。苦しいことに出会うたびに、これでミラー・ニューロンが活性化されるぞと思えれば、少しは気が楽になるかもしれません。

思いやりと学力は比例する

ミラー・ニューロンという神経細胞が発見された。これは他人の心を理解する上で非常に重要な役割を果たしています。ただしここで大事なことは、ミラー・ニューロンさえあれば相手の気持ちを読み取れるものではないということです。

つまりミラー・ニューロン自体はサルの脳にもある。しかしサルには、見かけと違う他者の気持ちを推し量ることはできません。ではサルと人間の大きな違いは何なのか。それは抽象的・論理的な思考能力が人間には備わっているということです。

相手の気持ちに共感する。そのこと自体はミラー・ニューロンが深く関わっています。しかしそれだけでは、相手の微妙な心のニュアンスを推し量ることはできない。微妙な心のニュアンスを理解するためには、心という目に見えないものに対して推理しなければならない。あるいは考えを巡らさなければならないわけです。それが論理的思考能力というものです。

この抽象的・論理的思考能力は何によって生み出されているか。それはまさしく言語です。人間は言語があるからこそ、考えるという作業ができる。たとえば相手が今、悲しいはずなのにニコニコと笑っている。なぜそうなのかを推理するためには、過去の体験や社会のことまで含めて、総合的に考えていかなければなりません。

「悲しいはずなのにどうして笑顔なのか。そういえば自分も同じような状況に置かれたことがある。今の状況を考慮すれば、笑顔をつくらざるを得ないだろう。性格を考えてみても、きっと我慢しているのだろう」と。このような思考をすることで相手の気持ちを推し量ることができる。まさにこういう思考形態は、言語というものがなくては決してできないのです。

そしてこの抽象的・論理的思考能力は、いわゆる学力と比例しているのです。学問というものは、基本的には論理的思考なくしてはできません。従っていわゆる学力の高い人は、抽象的・論理的思考能力も高い。つまりは他人の心を推理する能力も高いということになる。人間にしかできない他人の気持ちを思いやるという能力は、実は一般的な意味での学力と深く関係するという、非常に意外な結論に至ってしまうのです。

一般的な見方としては、勉強のできる子は、どちらかと言えば自分勝手で冷たい子というイメージがあるでしょう。だから親や先生などは、少しくらい勉強ができなくても、他人を思いやれる優しい人間になりなさいと言う。でも実は、思いやりのある人間を育てるためには、学力を身につけさせなければならない。それが脳科学の分野から見た結論なのです。

ただし誤解のないように言っておきますが、あくまでも学力イコール成績というわけではないでしょう。成績が良くなくても、論理的思考にたけた子もいる。また学校の成績はダメだったけれど、社会に出てからどんどん論理的思考を身につける人もいる。また本人の性格や環境もあるでしょうから、一概には決めつけることはもちろんできません。しかし優しさや思いやりの心を育てるためには、学力というものが必要であることだけは確かなのです。

従って不思議な話ですが、相手に優しくする、相手の気持ちを思いやることができる、そして人と人との間で感動が生まれるためには、実は広い意味での教養が必要になってくるわけです。解剖学者の養老孟司《ようろうたけし》さんが「教養とは他人の心が分かることである」と言っています。まさにこれは今の脳科学からすれば、非常に合理的な一言なのです。

第五章

「ネガティブ脳」のメカニズム

脳の引き込み現象

脳の持つ潜在的な可能性というのは、本当に素晴らしいものがあります。自分はどうせ平凡な人間だ。大した能力があるわけでもない。そんなふうに勝手に思い込んでいる人を見かけますが、何ともったいないことだろうと思ってしまいます。せっかく持っている脳の可能性を使おうともせず、始めから諦めてしまっている。もっと自分を信じること。いや、大きな意味で人間の脳というものを信じることです。

そして感動するということこそが、脳の持つ潜在的能力を引き出す最も大切なメカニズムです。小説や映画に触れて感動したり、あるいは実生活での体験を通して感動を味わう。その積み重ねによって、どんどん脳の潜在能力が発揮される。そしてそのためには、やはり積極的に生きることが重要です。常に意欲と希望を持って、日々前向きな気持ちで生きること。そういう生き方を心がけることが一番です。

とは言うものの、現実にはそれがなかなかできないのが人間でもあります。毎日がイキイキと輝くことは難しく、また人生とはうまくいくことばかりじゃない。積極的な考え方ばかりでなく、否定的な感情を持つことも当然あるでしょう。プラス思考がよいことは充分に分かっていても、なかなかそれができない。その弱さもまた、人間なら誰しも持っているものです。

物事がうまく運ばずに失望したり、自信をなくしたりする。将来に対して不安になったり、情けない自分に怒りを覚えたり、時には幸せそうな他人を見て妬《ねた》みを感じたりする。そういうマイナスの感情は誰にでもあるものです。それは別に悪いことでも欠点でもありません。ただし気をつけなければならないことは、あまりにマイナスの感情にばかり目を向けてしまうと、やがてはそこから抜け出せなくなってしまうということです。

脳というのは、難しい言葉で言うと「非線形素子」といって、要するに一＋一が必ずしも二にならないのです。三になったり五になったりする。たとえば楽しいことも一人でやるより、友人や恋人と一緒にすれば喜びは何倍にもなるでしょう。逆に大した悩みじゃなくても、マイナス思考になることによって、ものすごく大きな悩みに発展してしまうこともある。「気の持ちよう」という言葉もありますが、まさに脳はそういうシステムを持っているのです。

たとえば一つのマイナスの感情が生まれたとします。失敗をして自信をなくしてしまったとする。その感情を二、三日で忘れられたならそれでいい。あるいはその感情に勝《まさ》るようなプラスの体験があれば、マイナスの感情はいっぺんに吹き飛んでしまう。

しかしいつまでも失敗したことばかりに目をやっていると、マイナスの感情の回路に切り替わってしまいます。脳の中で、マイナスのスイッチがパチンと入ってしまう。そうなると、なかなかその回路をプラスに切り替えることができなくなる。いつまでもグルグルとマイナスのスパイラルの中にいることになる。これを「引き込み現象」と呼んでいます。まさにプラスの発想をしようとがんばっても、マイナス感情の渦の中に引き込まれてしまうわけです。

この引き込み現象の極端な例が、いわゆるPTSD（心的外傷後ストレス障害）と呼ばれるものです。非常に強いストレスを感じる。極端にマイナスの感情に陥るような出来事が起こったり、大きなショックを受けたりすると、その記憶が脳の扁桃体《へんとうたい》などの感情のシステムに残ってしまう。それは自分の意思ではなかなか取り除くことができず、常にその記憶に囚《とら》われてしまうのです。

人間は決して万能ではありません。スポーツや勉強も含めて、すべてのことができる人などいない。いくつものコンプレックスや失敗体験を抱えながら生きている。そんなことは当たり前のことです。周りから見れば完璧に思える人も、本人はどこかに悩みや劣等感を持っているもの。問題は、自分が抱えているマイナスの面と、どう折り合いをつけていくかなのです。

劣等感ばかりに囚われて、いつも他人を妬んでいる。自分の人生はどうせダメなのだと思い込み、夢や希望を探そうとしない。そうなると脳は引き込み現象を起こし、脳が本来持っている能力を引き出すことが難しくなります。

そして脳がマイナスの感情に支配されてしまえば、体にも悪影響を及ぼすことになります。体がだるくて朝起きられなくなる。仕事に出かけようとしても行けなくなる。それが極端になれば自室に引きこもってしまったり、ニートと呼ばれるような状態になったりする。そして最悪の場合には、自らの命を断つということにもなりかねない。脳の引き込み現象とは、性格やタイプという問題ではありません。それは科学的に見ても、非常に危険な現象であるのです。

負のスパイラルから脱け出す方法

人間が抱えているネガティブな感情。これは人間の脳の進化の過程において、何らかの役割を果たしてきたがゆえに残っているわけです。未知のものに対する不安や恐怖があったり、他者に対する妬みや怒りがある。それもまた、実は生きる上での必要不可欠なことなのです。

不安や恐怖の心があるからこそ危険から身を守ることができる。他者への妬みがあるからこそパワーが生まれる。ネガティブな感情を人間が全く持っていなかったら、おそらく人類は文明を築くことができなかったでしょう。

ネガティブな感情を持つこと自体が悪いことではない。ただその感情ばかりに引き込まれて、負のスパイラルに陥ってはいけない。それは時に死に至らしめる要因にもなります。

ある有名なネズミの実験があります。かわいそうな実験ですが、ネズミがチヨロチョロと動き回るたびに、電気ショックを与えるわけです。電気ショックを与え続けると、やがてネズミはフリージングという現象を起こしてしまう。つまり、固まったように一切動かなくなってしまいます。

要するに、何をやっても電気ショックを受けて苦痛を感じてしまう。そういう意識が脳の中にインプットされる。だったらもう動かないでじっとしていたほうがいい。やがてネズミは生きる気力さえ失ってしまいます。これは負のスパイラルの最たるもので、人間も同じようにネガティブな感情に囚われてしまえば、生きる気力さえ失ってしまいます。

では、このような負のスパイラルに陥ってしまったら、どうやって抜け出せばいいのか。いくつかの方法がありますが、まず第一は脳の仕組というものを客観的に知っておくことが重要です。

脳の神経回路というのは、使えば使うほど強化されるものです。たとえば数学者ならば、日々数学の問題を考え続けているので、数学に使う回路が強化されます。毎日文章を書いている小説家は、文章を書く回路が活発に働くようになる。そしてこのメカニズムは、同じようにネガティブな事柄まで学習してしまうのです。

つまり、いつも自分のコンプレックスばかりを気にしてクヨクヨしていたら、それを脳が学習してしまう。変な言い方ですが、クヨクヨすることが得意になってしまうのです。「いつまでもクヨクヨするな」という励まし言葉がありますが、これはとても理に適《かな》ったアドバイスだと言えるでしょう。クヨクヨすることで、さらにクヨクヨが強化される。脳のシステムとはそういうものであることを、まずは認識しておくことです。

さて、それを認識した上で次にどうすればいいのか。たとえばネガティブな感情を引き起こすことがあったら、それは脳の中に記憶として残されます。「嫌なことは早く忘れたほうがいいよ」と言われたところで、そう簡単に忘れることなどできません。もし、忘れたい記憶を消せるような薬ができたとしたら、それはノーベル賞ものでしょう。

人間の記憶はそう簡単に消えるものではない。また嫌な記憶ほど、しつこく脳の中に残ったりするものでしょう。ならばどうすればいいのか。残された道は、ネガティブな感情を上回るほどの、ポジティブな感情を脳の中に送り込んでやればいいのです。負の感情自体は残っていたとしても、それ以外の感情を強くすることによって、負の感情の占める割合を小さくしていく。もう、負の感情があったことを忘れてしまうくらいに、その割合を減らしていけばいいわけです。

たとえば今日、会社の中で失敗をしてしまった。上司にも叱られて、すっかり落ち込んでしまった。それをクヨクヨと引きずっていたら、必ず翌日からの仕事にプラスにはなりません。しっかりと反省したら、後は別の頭に切り替えることです。

会社帰りに飲みに行くのもいいでしょう。その日は徹底して趣味に興じるのもいい。あるいは家族と笑い合うのもいい。要は、人生とは会社の仕事だけではないと脳に言い聞かせてやればいいのです。

そしてこういう頭の切り替えは、日頃の訓練で必ず上手になるものです。また我々の脳の中には、負のスパイラルから脱け出す能力も組み込まれている。目の前のことにクヨクヨクヨしているのではなく、少し客観的な目で脳を眺めてみると、何かのキッカケがつかめるかもしれません。

不安を乗り越えるために必要な「安全基地」

ネガティブな感情にばかり囚われて、脳の回路が負のスパイラルに陥ってしまう。そこから抜け出すためには、ポジティブな経験を増やして正の回路を強化していくしかありません。とまあ、言葉で言うのは簡単ですが、実際にその一歩を踏み出す勇気が持てないのが人間でもあります。

たとえば何か仕事で失敗をくり返して、ネガティブな思考になってしまった。ならばどんどん新しい仕事にチャレンジして、そこで成功すればネガティブな考え方は払拭《ふっしょく》される。理屈では分かってはいても、なかなか最初の一歩が踏み出せない。なぜなら、脳の中にある負の回路が強化されているからです。そうなってしまったら、どうせ新しいことにチャレンジしても成功するはずはないだろう。そういう考えが頭をもたげて、何もかもが不安になってしまうのです。

最初の一歩さえ踏み出すことができれば、どんなネガティブ脳もポジティブ脳に変えることができます。しかしその一歩を不安というものが邪魔する。そしてこの不安という感情は、すべての人間の脳に組み込まれているものです。

生きていくということは、常に不確実性の中に身を置いているということです。先に何があるか分からない。先がどうなるか予測できない。まさに人生は不安との戦いです。人は誰しも失敗することが怖い。先に進んで失敗するのなら、今のままでもいい。そういう気持ちがどこかにある。しかしそれではイキイキした人生は歩めません。

子供の頃を思い出してください。好奇心とチャレンジ精神に満ち溢れていたでしょう。何かにつまずいても、次の日にはケロッと忘れている。しかしそれは本当に忘れたわけじゃない。次の日にさらなるチャレンジをしているために、前日のことなど気にならなかっただけなのです。

ではどうして、子供の頃は不安を乗り越えることができたのか。失敗しても、すぐに次のチャレンジに向かうことができたのか。その理由を知ることは、大人にとっても大変参考になるでしょう。

ジョン・ボルビーというイギリスの心理学者がその理由を発見しています。どうして子供は、不確実なものに対しても怖がらずにチャレンジできるのか。それは、子供には「安全基地」があるからだと彼は言います。

「安全基地」というのは、つまりは逃げ込める場所のことです。外に出てさまざまなことにチャレンジする。もしも失敗して傷ついたとしても、安全基地に逃げ込めば、そこには自分を温かく守ってくれるものがある。多くの子供にとって、それは父親であり、母親です。その安心感があるからこそ、子供たちは脳をいつもポジティブに保つことができる。

過保護に子供を縛ったりせずに、子供の自発性にまかせて好きなようにやらせてみる。それを親は後ろから見守り、危険になったり傷ついたりした時に温かく手を差しのべてあげる。家庭という場が安全基地になることで、子供は積極的に世界を広げていくことができるわけです。

では、安全基地を不幸にも持てなかった子供はどうなるか。親が自分のことを充分に守ってくれない。それどころか育児放棄や虐待といった仕打ちを受ける。常に不安を抱きながら育った子供は、大人になってからもネガティブ脳から抜け出すことができないとボルビーは指摘しています。

それは時に深刻な発達障害をまねく恐れもあります。またティーン・エージャーになった頃に問題行動を起こしたり、あるいは極端な場合には犯罪行為に走ることもある。それほどに、この安全基地というのは人間が成長する上で重要なものなのです。

大人になってネガティブ脳になってしまっている状態。不安ばかりに占領されて現実から逃げ出したいと思っている状態。それはちょうど、安全基地がない子供の脳にとてもよく似ています。そしてこの状態は、生きる上で非常に深刻な事態であることを認識すべきなのです。単に逃げ場がないとか、ホッとする場がないなどという単純な問題ではありません。

そもそも人間の脳というものは、一生学び続けるものです。この働きが止まってしまえば、それは人間の脳とは言えないほど、学ぶことは大切です。新しいものを学び、新しい世界を知るからこそ感動というものが生まれる。そして感動があるからこそ、人間らしく生きることができる。

ネガティブ脳に陥ることは、この大切な感動に触れられないということ。そして感動がないがゆえに喜びも楽しみもなく、引っ込み思案で劣等感にさいなまれてしまう。そうならないためにも、大人になってからの安全基地の構築が必要になってくるのです。

大人にとっての安全基地とは何か

ネガティブな不安から脱出するためには、安全基地を持つことが必要です。しかし大人になれば、親に頼ることはできません。もちろん友人や恋人、あるいは妻や夫が心の支えになるでしょう。でもそれは、子供の頃のような絶対的な安全基地にはなり得ない。また結婚して家庭を持てば、自分自身が子供の安全基地にならなくてはなりません。基本的には自分の力で問題を解決し、不安と戦わなくてはならないのです。

ならば、大人にとっての安全基地とは何なのか。その大きなものは、やはり経験やスキル、知識といったものであると思います。それは逃げ込むための基地ではなくて、世の中で戦っていくための基地であるかもしれません。

たとえば、どうしてもうまくいかないことがあったとします。その時に、どうせオレにはできないんだ、と考えてはいけない。感情的に自分を責めてしまうと、それは人格を否定することにつながります。人格を否定してしまうと、必ずネガティブ脳は強化されてしまいます。

そうではなく、一歩引いて客観的に物事を眺めてみること。どうしてもこの仕事がうまくできない。もしかしたらその原因は、その仕事をやるためのスキルが自分に欠けているのではないかと考えてみる。その結果、欠けているスキルが見つかったのなら、そのスキルを磨けばいいわけです。何かの経験が足りないのであれば、足りない経験を積み重ねていけばいい。明確な欠点を認識することと人格を否定することは全く別のことです。

たとえばイタリア語が全くできない人が、イタリアに住まなくてはならなくなった。これは不安でたまらないでしょう。イタリア語ができないから生活もままならない。話しかけられるのが怖いから外に出かけなくなる。そうして一日中家に閉じこもっていれば、だんだん自分はダメな人間だと思うようになる。明らかに負のスパイラルに陥っていくでしょう。

それは、その人がダメなわけじゃない。落ち込む必要など全くありません。

その不安を解消するためにはイタリア語を覚えること。ただそれだけのことなのです。イタリア語が分からないという欠点。それだけに目を向ければいい。とりあえず「ありがとう」と「こんにちは」を覚えれば、どこの国だって生きていけるものです。

日本にいても同じです。日本社会で生きていくための知識やスキルとは何なのか。今の自分の仕事に必要なスキルは何なのか。そして自分には何が備わっていて、何が足りないのか。それを客観的に考えて、足りない部分を埋めていく努力をする。それだけで多くの不安材料はなくなっていくものです。

要するに、不安になったり逃げたいと思ってしまうのは、単に気持ちの問題だけではない。何か自分に欠けているものがあるから、前向きな気持ちが持てないわけです。そこから目をそらすのではなく、しっかりと欠けている資質を見据える。そしてそれを払拭する努力をすることです。もちろん一朝一夕には解決できないかもしれませんが、少なくとも努力し続けることで不安は少なくなるでしょう。

ネガティブな状況から抜け出そうとあがいている人の中には、一発逆転ばかりをねらう人がいます。やたらと大きな夢を抱いたり、時には誇大妄想になってしまったりする。会社の中でも、たとえば恵まれない境遇に置かれていたり、仕事がうまくできずに評価されない人がいます。そういう人がかえって、大きなことを言ったり、異常に強がってみせたりするものです。そしていつも、現実的ではない一発逆転ばかりを考えている。これではいつまで経っても状況は変わりません。

やはり大切なことは、地道に一歩一歩進むことです。自分の欠点を少しずつ克服しながら、小さな成功体験をたくさん積み重ねていくこと。子供が歩き始める時に伝い歩きをするように、着実に歩むことです。歩く力もないのに、いきなり走り出すことはできない。そして最初の一歩、小さな一歩がうまくいけば、後は坂道を転がるようにポジティブな脳の回路が働き出すものです。

安全基地ということで言えば、スキルや知識だけでなく、やはり心の拠り所も欲しいものです。確かに大人になれば保護者はいません。年老いた父や母に頼るのも気が引ける。ならば自分で心の安全基地となる人をつくるのも一つの方法です。相談にのってくれる友人、手助けしてくれる先輩、悩みを聞いてくれる上司、そして心からホッとできる妻や夫。

一人の人間に、それら全てを要求するのはとてもムリなことです。だから、常に何人かの拠り所をつくっておく。個別のステーションをたくさん持っていればいいと思います。そして自らも、誰かの安全基地であること。みんながどこかに安全基地を持っていて、みんなが誰かの安全基地になっている。それが理想の形なのかもしれません。

まずは外に出かけてみよう

「セレンディィピティィ」という言葉があります。これは最近の脳科学の研究でも注目されている考え方で、日本語に訳すと「思わぬ幸運に偶然出会う能力」となります。また、そのような偶然による幸運との出会いそれ自体も「セレンディィピティィ」と呼ばれることがあります。

この言葉はイギリスの小説家、ホラス・ウォルポールが初めて使ったものです。とてもロマンチックで観念的な言葉ですが、実は脳の働きとも関連するかもしれないということで科学者の注目を集めているのです。

たとえば脳がネガティィブな状態に入り込んでいる時、多くの人は自分の力で何とかしようと考える。自分の力でこの状態から脱出しなければいけない。いったいどうすれば抜け出せるのか。一人で悩みながら悶々として家に閉じこもっていたりする。

ところが実際に世の中で起こっていることを見てみると、問題解決の方法は案外、自分以外のところにあったりする。外から勝手にやって来る場合が多いものです。一人で悩んでいて解決しなかった問題が、外に解決法を求めることで簡単に片がついてしまう。全くの偶然でスッと解決してしまうことがある。これこそが「セレンディピティ」であるわけです。

だからこそ、この「セレンディピティ」をつかまえるために、外に出ることが大切です。部屋の中に閉じこもって、一人で悩んでいても仕方がない。そこには決して「セレンディピティ」はやって来ません。ネガティブな気持ちでも、不安を抱えていても、とりあえずは外に飛び出してみることです。

たとえば仕事が見つからなくて家でウジウジしていた。これじゃダメだと町に出る。久しぶりに会わないかと友人に電話をする。その友人と話していたら、たまたま友人が仕事の話を持ちかけてくれた。何も仕事を探すために友人に会ったのではないのに、偶然にも友人が仕事を持ってきてくれた。

あるいは失恋をして、日々寂しい思いをしていた。部屋の中でかつての恋人のことばかりを思い、暗く沈んだ日を送っていた。でも、これではいけないとアルバイトの面接に行く。そこで思いもしなかった素敵な異性と巡り合う。これもまた、新しい恋人を見つけるために面接に行ったのではありません。こういうことも「セレンディピティ」と言うことができるでしょう。

また、偶然の幸運を見つけるためでなくとも、誰かと話をするのはとても大切なことです。たとえば人間は、夜になると不安が頭をもたげてくるもの。暗い闇の中で一人悩んでいると、不安はどんどん大きくなっていきます。どうしても悪い方向へと想像が行ってしまい、ついには眠れなくなってしまう。それでも朝になって学校や会社に行き、誰かと話をすれば、昨夜の不安が少し和らいだりする。そういう経験はありませんか。

不安は孤独と仲がいい。一人で抱え込むほどにそれは大きくなり、そしてネガティブのスパイラルに向かってしまう。そのスパイラルをくい止めるために、とにかくアクションを起こすことが大切です。

誰かに「そんな不安は大したことないよ」と言ってもらうだけで不安は和ら

ぎます。「私も同じ不安を持っているわ」という一言を聞くだけで不安が半分になる。そしてそういう言葉を聞くためには、やはり町へ出て誰かと会うことです。

たとえ誰かと会わなくても、町の賑わいを体で感じるだけで、心は軽くなるものです。だって、みんな不安やコンプレックスを抱えながら生きているわけですから。

とにかく自分の力だけで何とかしようと、がんばり過ぎないことです。もちろん自分自身の力でやらなければならないこともありますが、いくらあがいてもどうしようもないこともある。

それはちょうど、自分の靴のヒモをつかんで上に持ち上げようとしているようなもの。しょせんは無理なことなのです。無理をしても解決はしない。解決しないからまた無理をする。それは自分で自分のネガティブ脳を強化しているようなものです。

そうではなく一度、自分の手の中から放り出してみる。誰かが受け止めてくれるもよし、そのまま捨ててしまうもよし。他人に迷惑がかからない不安の石なら、もう少し無責任に放り投げてしまうこと。後は「セレンディピティ」が何とかしてくれますから。

人づきあいの不安を解消する考え方

不安や悩みの中に、とても厄介なものがあります。それは人間関係についてのものです。社会で生きていくためには、他人と関わっていくということが最低条件でもあります。一人きりで生きていくことはできません。

もちろん仕事によっては、あまり他人と関わらなくてもやっていけるものもあります。日がなコンピュータの前に座っている仕事の人もいるし、芸術家や職人といった人たちもそうかもしれない。しかし彼らとて、全く他人と関わらずに生きていくことなど不可能です。

人はどこかで、何らかの形で他人と共に生きなくてはならない。だからこそ人づきあいで生じた悩みは大きいものになるのです。そしてこの人間関係が難しい最も大きな要因は、他人の気持ちを自分でコントロールできないということです。

自分の気持ちや行動だけではどうしようもない。こっちが心を開こうとしても相手には拒否されてしまう。また同じアプローチの仕方をしているのに、それを受け入れてくれる人と拒否する人がいる。何を言い出すかも分からないし、どんな行動でこちらに向かってくるかも予測がつかない。脳にとってみても、実は人間関係というものが一番不確実性の高いものであるのです。自分が人間であるにもかかわらず、他の人間のことが一番分からない。何とも人間とは不思議で面白いものです。

さてそこで、人間関係にいつも悩んでいる人、自分は人づきあいが苦手だと思っている人、この両者には共通点があります。それは、他人のリアクションや反応を自分のせいにしてしまうという点です。

たとえば誰かと良好な関係を築こうとしたけれど、相手にそれを拒否されてしまった。するとそれは自分がいけないんだと考えてしまう。きっと自分の言い方が悪かったんだ。きっと自分が取ったあの行動がいけなかったんだと。そうして自分を責めるばかりで、すっかり自信をなくしてしまう。自信がないから人づきあいにオドオドするようになる。時には自信のなさを隠すために攻撃的になったり、無口になったりする人もいる。そこでまた相手に誤解されてしまう。まさに人づきあいにおける負のスパイラルです。

そして今一つ、人づきあいが下手な人の共通点は、相手をコントロールしようと考えていることです。相手の気持ちというのはコントロールできるものだ。自分がこう思っているのだから、相手も同じ気持ちに違いない。他人というものを信じているのか、はたまたピントがずれているのか、そういうふうに思い込んでしまっている。

世の中にはいろんな人間がいます。決して善意のある人ばかりではない。心の底からイヤミな人間もいるし、皮肉ばかりを言う輩《やから》もいる。こちらが何をしたわけでもないのに、勝手に悪意や敵意を持つ人間もいる。時にはそういう連中に傷つけられることもあるでしょう。

しかし、そういう連中とムリしてつきあう必要はありません。いくらこちらが修復しようと努力しても、通じる相手と通じない相手がいます。それはもう自分の力ではどうしようもないことで、通じない相手とは関わらないことです。そんな人間のために悩む必要は全くない。

所詮、相手の気持ちをコントロールすることなどできるはずはありません。またそうする必要もない。何だかクールな考え方だと思われるでしょうが、人づきあいにはクールさも必要なのです。もちろん相手に気持ちを伝えることは大事なことです。自分の思いを熱く語ることで相手を感動させることもできるでしょう。

しかし、伝えた後は、キッパリと相手の判断に委ねる。「オレがこれだけ熱い思いで言っているんだから、相手はきっと分かってくれる」なんてヤボなことは言わないこと。

相手との関係を良くする努力はするけれど、後は勝手に判断してください。心のボールを投げたら、後は相手が受け取ろうが受け取るまいが相手の勝手。そういうクールさを持つことで、人づきあいの悩みは少しは解消するはずです。

第一、自分の気持ちもうまくコントロールできないのに、他人の気持ちをコントロールなどできるはずがないのですから。

人づきあい・私のモットー

世の中にはいろんな人がいます。ネガティブなことばかり言う人もいるし、妙に攻撃的に向かってくる人もいる。

冷たいようですが、いちいちそういう人と関わっているのは、人生の無駄であると思うのです。結局損をしたりストレスをためたりするのはその人自身であり、何もこちらまで一緒になってつきあうことはありません。

嫌な人と仕事上でつきあわなくてはいけないのなら、仕事のことだけを話題にすればいい。心を通い合わせようなんていう無駄な努力は疲れるだけです。関係が築けない人に対しては一歩引いて相手を見ることです。

私は他人の欠点や悪口は絶対言わないように心がけています。

人はみんな欠点を持っています。ちょっとした努力で直せるものから、根深いコンプレックスになるものまで、それはさまざまです。しかしいずれにしても、その欠点を最もよく知っているのは本人です。

自分が欠点だと感じていることを他人の口からズバッと指摘される。これほど傷つくことはないし、頭にくることはありません。そのたった一言で、人間関係はもろくも崩れてしまいます。

第一、人の欠点を指摘して何が面白いのでしょうか。その人の欠点を直してあげようなどというのには、どこか嘘があるような気がする。結局はいじわるな心があったり、ネガティブな考え方があるのではないでしょうか。そういう心がある限り、良好な人間関係を築くことは不可能だと思います。

「釈迦の無記《むき》」と言われるものがあります。無記というのは、物事の善し悪しを不必要に考えたり聞いたりせず、ただ心静かに目の前のことに対峙することと、とでも言うのでしょうか。

ある時、弟子が釈迦に問いました。

「この世はどういう成り立ちでできているのか。人間はどうしてここにいるのか。人間は死んだらどこへ行くのか」と。

釈迦が答えます。

「私はそういう問いには答えない。今、お前の目の前で、毒矢が刺さって苦しんでいる男がいるとする。その時に、この毒矢はどこから飛んできたのか。この毒はいったいどういうものなのか。そんなことは考えはすまい。それよりも大切なのは、その男をどうやって救うかだ。死後の世界を考えるよりも、生きていくことの苦しみを考えることだ」と。

人間の本質に関する深い洞察がここにあります。

要するに他人の弱点や欠点に対しては、この無記の心を持つことです。本人も分かっている欠点をあえて指摘する必要はどこにもありません。相手の弱点ばかりを突くことは、人としても卑怯《ひきょう》な行為でしょう。「武士の情け」と昔から言われるように、あえて欠点に目をつむってあげる。さり気なく弱点を隠してあげる。そういうことが必要ではないでしょうか。

もっと極端なことを言えば、たとえば相手が自分に対して妬む気持ちを持っている。何かの誤解で自分に悪意を抱いている。そんな時にさえ対応することなく、その妬みや悪意に気づかないふりをする。相手の妬みを解消することなど自分の力ではできません。ならば気づかないふりをする。これが釈迦の無記の精神であり、大事な英知だと思います。

「私はいまだかつて、嫌いな人に出会ったことがない」。これは映画評論家の故・淀川長治さんが残した言葉です。

嫌いな人に会ったことがない。もちろんそんなことがあり得るはずはなく、淀川さんとて嫌な人や好ましくない人にたくさん会ってきたに違いない。しかし会ったことがないと言い切る淀川さんの心のポジティブさ。これこそが無記の境地でしょう。

私はまだまだ修行が足りないのか、その境地には達しておりませんが……。

夫婦ストレスをなくす秘訣？

人間関係の悩みというものは、一般的にその関係が深いものであればあるほど大きくなるものです。たとえばビジネス社会においても、たまにしか会わない取引先の人とウマが合わなくても、大してストレスにはなりません。ところが毎日顔を合わせる同じ部署の人間や、直属の上司と合わなければ、これは大きなストレスになってくる。

そういう意味から言えば、夫婦や肉親との関係は、ヘタをすればものすごいストレスになる場合もあるでしょう。特に肉親同士は他人のような遠慮がないから、互いの欠点をズケズケと言うことがあります。甘えの気持ちもありますから、つい感情的になってしまう。そこで肉親であるがゆえに、余計に関係がこじれてしまうことも多々あるものです。

特に夫婦の場合は難しい。もともとは他人なのに、日々一緒に生活しているわけですから、一方がネガティブな回路に陥ってしまえば、それが相手に伝染して修復が難しくなってしまいます。もう相手の欠点ばかりがクローズアップされてしまい、果ては離婚にまで発展するケースもあります。

よく離婚の理由として「性格の不一致」ということが言われますが、これは明らかに互いがネガティブ脳に陥った結果です。もともとが他人なのですから、性格が一致するはずはありません。また性格がピッタリと一致していたなら、こんな煩《わずら》わしいことはない。自分と全く同じ欠点を相手も持っていたら、常に自分の欠点を見せつけられることになる。息が詰まってしまうでしょう。

夫婦の間で一番大切なことは、いちいち相手の欠点を気にしないということです。誰しも二つや三つ、いや一〇や二〇は欠点があるものです。もちろん借金グセがあるとか、暴力を振るうとか、そういう質のものは別ですが、多少の欠点には目をつむることです。

小さな欠点ばかりに目を向けていたら、結局は脳が欠点を探し回る脳になってしまいます。何とかして欠点を探してやろうというイジワルな回路になるのですから、目につくもの全てが欠点に思えてしまう。そうなったら関係が崩れてしまうのは当然です。

そうではなく、相手の長所を見つけるポジティブな脳をつくること。欠点にはなるべく目をつむり、長所を見るよう常に自分に言い聞かすこと。そうすれば脳はどんどん長所を探し出し、欠点さえも長所に思えるようになる。そうなればうまくいくことは目に見えています。

そしてもう一つは、ネガティブな感情の行き違いがあった時には、すぐにそれを忘れてしまうことです。何年も一緒に暮らしているのですから、時にはケンカもするでしょう。それもまた当たり前のこと。しかしそのケンカの後は、互いに忘れる努力をすることが大切です。

夜に激しい言い争いをする。もう別れてやると思うほど頭にくる。もちろんその怒りは一晩では収まることはない。でも収めるように自らに言い聞かせ、次の朝には、昨夜は何もなかったような顔をする。明るい声で「おはよう」と言ってみる。どちらか一方がそういう態度を取ることで、自然と互いの感情は収まってくるものです。

嫌なことを忘れる練習、腹が立ったことを忘れる訓練、これを積んでいくうちに、ネガティブなことを忘れられるようになるものです。そうなれば自分自身も楽だし、人づきあいもうまくいく。人づきあいの達人になれるかもしれません。

若々しく見える人の考え方

「居着く」という言葉が武道の世界にあります。たとえば相手が刀を持っているとします。そうすると相手の刀にばかり気を取られてしまう。刀に神経が集中してしまい、相手の体の動きにまで目が行かない。その結果として相手の思わぬ動きに対して反応ができなくなってしまう。こちらの体が固まってスムーズに動けなくなってしまう。そのことを居着く状態と言うわけです。

まさにこれは、ネガティブ脳と同じであると言えるでしょう。自分の欠点ばかりに目をやって、そのことばかりを気に病んでいたら、欠点に居着いてしまう。そうなると自分の良い部分が見えなくなり、ダメな人間だと思うようになる。これは人生にとって大きなマイナスです。

また、相手の欠点に居着いてしまったらどうなるか。そうなれば、相手のやること全てが欠点に思えてくるものです。ほとんどの短所というのは、実は表裏一体のものです。たとえば一つの仕事を終わらせるのに、人よりも時間がかかる。これは時間という視点から見れば短所かもしれませんが、裏を返せば人よりも丁寧に仕事をしているということになる。それは長所そのものです。相手の行動を短所と見るか長所ととらえるか。あまりに欠点に居着いてしまったら、人間関係は簡単に壊れてしまいます。

私自身もたくさんの欠点を抱えています。もちろん直さなければならないような欠点は直す努力をしますが、その他の欠点にはできるだけ気づかないふりを通します。別に他人に迷惑をかけないほどの欠点ならば、見て見ぬふりをする。そうでもしなければ、毎日落ち込んでばかりいなくてはなりませんから。

たとえば老いていくことについても、自分で気づかないふりをしていればいいのです。人はみんな年を取っていく。体は動かなくなってくるし、姿も美しくなくなっていく。しかし、そんなことばかりを気にしていると、どんどん気持ちが沈んでいきます。毎日鏡の前の自分を見ながら、「ああ、また老けたわ」とため息をつく。そんな行為が脳や体に良いはずはありません。

七十歳になっても八十歳になっても、とても若々しいおばあさんがいるでしょ。表情が明るくてイキイキとしている。もちろん年相応にシワはあるけれど、とにかく若々しく見える。そんな魅力的なおばあさんがいます。

そうです、彼女たちに共通するのは、自分が年寄りだなんて思っていないことです。私はまだまだ若いんだ。確かにシワくちゃな顔はしているけど、そんなことは関係ない。何とも天真爛漫《てんしんらんまん》に考えている。そしてそう考えることが、結果として脳を若くし、体までをも若返らせているのです。

老いというのは、実は年齢で比較するものではありません。年を取ったことなんかに気づかないふりをして、いつまでも自分は若いんだと思い込む。そうすることで脳も活性化し、体にも良い影響を与えます。

年齢に比して若々しく見える人というのは、若々しい考え方をしている人です。たとえば映画を観ても本を読んでも、感動する気持ちは変わらないものです。しかし多くの人は、もういい年なんだから感動して涙を流すのは恥ずかしいと思ってしまう。それは自らの老いに拍車をかけているのと同じこと。

感動を味わった時には、大いに涙を流すことです。面白いと思ったならば、大声で笑うことです。感動する気持ちを抑え込んではいけません。抑え込むことばかりをくり返していたら、やがて本当に感動しなくなってきます。脳が感動しないことに居着いてしまいます。そういう状態を「老い」と言うのです。

私は"クヨクヨ脳"を持った人間だった

実は私は、とてもクヨクヨするタイプの人間でした。失敗したり、思い通りにいかないことがあると、長い間そのことを引きずっていました。

たとえば、今日はこれをやろうと一日の計画を立てる。でも何となく気分がのらなくて、一日をダラダラと過ごしてしまう。夕方になって何もやっていないことにハタと気づくと、だんだん後悔の念が湧いてくる。どうして自分はできないんだと自己嫌悪に陥ってしまう。そしてその日のことを一週間もクヨクヨと考える。まさにネガティブ脳人間のでき上がりです。

ある時から私は、ムリしてでも自分の脳を切り替える努力をしました。どんなに失敗や後悔をしても、もう済んだことは仕方がない。昨日のことはもういい。自分にあるのは明日だけだと。失敗した経験はなかなか忘れることはできない。ならば頭を切り替えるしかない。もっと言えば、切り替えてしまえばこっちのもんだ。そう思えた瞬間に、とても気持ちが楽になったのを覚えています。

思えば子供の頃は、誰もが切り替えの達人だったはず。お母さんに叱られてシクシク泣いていたのに、おやつのケーキを見たらすぐに笑顔になる。友だちとケンカをしてお互いに「もう絶交だ！」と言っていたのに、一時間も経てばまた仲良く遊んだりする。

それは、子供だから忘れるのが早いということではありません。お母さんに叱られたことも、友だちとケンカをしたことも、すぐに忘れるわけじゃない。ただ、頭を切り替えることがとても早いのです。パッと頭を切り替えて、すぐに次のステップに集中できる。そんなふうに子供の頃のようにできたら、どれだけ人生が楽になるかと思ったりします。

しかし大人になればそうはいきません。おそらく一つ一つの出来事の重みが増したり、あるいは複雑に考えたりするせいで、つい一つのことを引きずってしまうのでしょう。従って、大人になってから頭の切り替えを早くするためには、それなりの努力が必要だということになります。でもそれは、努力をすれば誰でも頭の切り替えがうまくできるようになるということでもあるのです。

頭の切り替えがうまくできなかったり、いつまでもクヨクヨしたりする。それを、性格のせいだと諦めている人がいます。そう思い込んでいる人に聞きたい。「あなたは五歳の頃からクヨクヨしていましたか?」と。それは生まれ持った性格などではなく、自分で〝クヨクヨ脳〟にしてしまっただけ。切り替えようと努力してこなかっただけです。

この頭を切り替えることに使われるのは、前頭葉を中心とするネットワークです。前頭葉という部分は、自分が今置かれている状況を認識して、それに合わせた行動を指示するところです。つまり、失敗したという状況を認識する。その上でネガティブな行動を取らせるのか、それとも切り替えてポジティブな方向に向かわせるのか、それを決めている部分と言えます。

分かりやすく言えば、ここに頭を切り替えるスイッチがあると思ってくださ
い。そしてそのスイッチを押す訓練を積むことで、いつでも自分の思ったよう

にスイッチを切り替えることができる。その習慣を身につけていくことが大切です。

先日テレビ局で、ある若い女性タレントと一緒になりました。収録を待っている間に彼女を見ていたのですが、あまりタレントという感じがしません。確かに顔立ちは可愛らしいのですが、別に街を歩いている普通の女性とさほど変わらない。

ところが「本番です」という声がした途端に、彼女の顔は明らかに変わりました。パッと表情が華やかになり、タレントの顔に変わっていった。まさに彼女の脳の中でスイッチがオンになったのでしょう。

またあるお笑い芸人は、私の隣で黙り込んで座っていた。悩みを抱えたような、この世は全くツマラナイとでも言いたげな、とても不機嫌な顔をしている。どうしてこんな芸人が面白いと言われているのか、私には分からなかった。

ところがこのお笑い芸人もまた、ライトが当たると急に面白いトボケた表情をつくる。それはみごとなものでした。まあ、だからこそ芸人と称されるのでしょうが。そういう意味では、芸能人こそが切り替えの達人なのかもしれません。

まあそこまでしなくても、我々も少し真似をしてみればどうでしょう。頭が切り替わらない時は、切り替わったふりをしてみる。もうクヨクヨなんかしてないんだという演技をしてみる。日々の生活をドラマだと思って、楽しみながら切り替えの練習をするのもいいかもしれませんね。

第六章

「感動脳」を育てる

心に空白部分をつくる

美しいものに触れて感動する。新しい経験や発見に出会って感動する。その一瞬の積み重ねが人生を豊かにする。私は常にそのことを訴え続けています。

感動というものは、脳のメカニズムと密接に関わるものです。何度も言いますが、「感動する脳」というのは鍛えれば鍛えるほどグレード・アップしていきます。そしてそこには限界というものがありません。

たとえばお腹は、たくさん食べたら一杯になってしまう。お腹が一杯になってしまったら、どんなにおいしそうなものが目の前にあっても、もう食べることはできません。しかし脳というのは、いくらでも入れることができる。今日はもう三度も感動を味わったから、もうこれ以上感動できない。そんなことは全くないわけです。

朝、散歩に出かけて美しい山を見て感動した。夕方にまた散歩に出かけて、再びその山を見る。別に山が変化するわけではないのに、それでも新たな美しさに感動する。毎朝同じ時間に、同じ場所から山を見ているのに、毎朝新しい感動を覚える。こういう人はとても幸せな人です。感動する脳の回路が活発に働いているのです。

ただしそういう人でも、その山に感動を覚えない日もあるものです。何だか今日は美しく思えないという日もある。それは天候や季節のせいなどではありません。本人の心の中、すなわち脳の中に原因があるのです。

感動というものは、心の空白の部分にスッと入り込んでくるものです。心の空白とは、気持ちの余裕と言い換えてもいいでしょう。たとえば、頭の中が悩みで一杯になっている。あるいは仕事のことしか考えていない。そんな状態では、どんな美しいものを見ても感動は覚えません。満腹な状態の時に、フルコース料理を出されても食べられないのと一緒です。

そういう時には、少しだけ心の余白をつくる努力をしてみてください。ちょっとだけ、悩みを隅っこに追いやってみる。五分間だけ仕事のことは忘れて、この美しい風景に集中してみる。そういう意識を持つことで、脳の中に空白が生まれる。その空白の中に小さな感動を入れてやることで、不思議と悩みが和らいだりする。あるいは、今抱えている仕事がうまくいくような気がするものです。

私は科学者として研究する中で、何人ものノーベル賞を受賞した人たちに会っています。そんな彼らに共通する点は、みんな心の中に空白の部分を持っているということです。もちろん彼らは、ものすごい量の研究を重ねています。しかし絶対に、もうこれで研究は終了したとは考えない。まだまだ自分の知らない何かがある。そんな気持ちがあるから、自分の研究だけで決して脳の中を一杯にすることはない。いつも空き間《すきま》をつくっておいて、新しいことをどんどん取り入れようと待ち構えている。その貪欲さが、さらに研究を高めていくのです。

知ったかぶりをする人がいます。人が何かを話そうとすれば、「そんなことは知ってるよ」と聞く耳を持たない。みんなが美しい山を見て感動しているのに、「オレは毎日見てるから、もう飽きたよ」とシラケている。こういう人たちこそが感動から最も遠い人で、貧しい人生を送っている人なのです。

知り尽くすということなど人間にはありません。何度も見ているから感動がないということもない。世界は常に新しいもので満ち溢れ、感動の種はどこにでも落ちている。後は自分がそれを拾うかどうかだけです。

「今の私には心の余裕なんて持てない」と言う人がいます。それはウソです。第一、脳の中がお腹と同じように満杯になったとしたら、パンクしてしまうはずです。でも、脳がパンクするということは絶対にありません。

心の余裕とは、自らがつくり出すもの。他人の力ではどうすることもできません。もし、この項目を読みながらも「そんな余裕はないよ」と呟《つぶや》いている人がいたとしたら、早く気づいてください。この本を読んでいること自体が、心に空白がある証拠だということを。

空白のない日本人のスケジュール帳

心から感動を味わい、そのことによって自分の脳の可能性を切り開くためには、やはり余裕や空白の時間がなくてはなりません。そういう空き間があればこそ、気づきのチャンスが広がるのです。

ところが現実に目を向けてみると、とにかく日々を忙しく過ごしている人が多い。仕事はもちろんのこと、プライベートまで忙しく、スケジュール帳はいつも真っ黒です。まるでスケジュール帳に空白があることを恐れるかのように、とにかく過密な日程を組んでいる。

それでは心に余裕など生まれるはずもない。空白の時間というものは、自分から積極的につくっていかなければなりません。やたらと約束ばかりを入れるのではなく、せめて週に一日くらいは何も予定を入れないで白紙にしておく。何が飛び込んできてもいいように、受け入れる余裕をつくっておくことが大切です。

そして、空けておいた一日に何も飛び込んでこなくてもいいじゃないですか。朝起きて「さて、今日は一日何をしようか」と考える。全く自分の好きに一日が使えるわけです。一日中本を読んでいてもいいし、美術館に出かけてもいい。セカセカとせずに、のんびりと街を歩くのもいい。そんな時間を意図的につくることが大切ではないでしょうか。

今の日本人に感動する機会が少ないとすれば、それは生活があまりにも忙しく、さまざまな規則や約束事に縛られ過ぎているからだと思います。特に日本の場合、個人と組織との関係が、あまりにも杓子定規《しやくしじようぎ》になっている。なかなか個人が自由に、自分の感性を追求する機会がない。それが感動の薄い社会にしてしまっているのだと思います。

杓子定規な個人と組織の関係。それを思い知らされた経験が私にもありました。

私は大学院で博士号を取ったわけですが、博士課程が修了するのは三月です。その頃になるとほとんどの学生は就職が決まっているのですが、私は二月になってもまだ行き先が決まっていなかった。その時に、私を心配してくれた先輩がこんなことを言ったのです。

「茂木君、日本では履歴書にたとえ一日でも空白があれば、それはマイナスになってしまう。だから、もし就職が決まらなかった時のために、とりあえずこの大学の研究室に研究生として在籍しているという手続きを取っておいたほうがいいよ。絶対に空白をつくってはダメだよ」と。

もちろん私のためを思いアドバイスをしてくれたのですが、私は何とも言えない息苦しさを感じたものです。履歴書に空白があるとはどういうことか。それは多くの場合、所属する組織がないということを意味します。常に組織に属していなければならないという逃げようのない息苦しさ。それを感じつつも、それが社会の常識というものだと自分を納得させていました。

ところが研究者となり、学会などで海外に行く機会が増えてくると、その奇妙な常識は日本特有のものであることが分かってきたのです。一日でも履歴書に空白があるとマイナスになるという日本の常識は、実は世界の非常識であることに気づかされていきました。

カナダで出会ったある研究者は、新婚旅行のために会社を辞め、一年間かけて世界中を旅していたと言います。せっかく就職した会社を新婚旅行のために退職する。日本では考えられないことです。しかし彼らにとってみれば、お金に余裕さえあればそれは不思議でも何でもない。一年や二年くらい組織に所属していなくても、何のマイナスにもならないわけです。それよりも一年間の空白を積極的につくって、世界中で見聞を広げる。そのことのほうが何倍も価値ある人生だと考えているのです。

またヨーロッパでは、アメリカの大学の先生と出会いました。その先生は毎年、十カ月はアメリカの大学に勤務し、残りの二カ月はヨーロッパの各地で過ごすというのです。

私自身も大学に関わっていますから、日本の大学の先生たちがどれほど忙しいかはよく知っています。夏休みや冬休みなど授業のない時でも、何やかやととにかく忙しい。とても二カ月間の空白などつくることは無理です。私は不思議に思い、そのアメリカの大学の先生に聞きました。「その二カ月間というのは、大学での仕事はないのですか？」と。

するとその先生も、私の質問に少し驚いたようにこう答えました。

「そもそも私と大学の間には、年間十カ月しか雇用契約が結ばれていません。従ってその二カ月間というのは、私と大学とは何の関係もないのです。従ってその二カ月間に私が何をしようが、それは私の自由です」と。

まったくみごとでもあり、羨《うらや》ましくも思える社会です。もちろんそれぞれの国には、伝統や適した社会システムがあります。日本の企業システムが悪いということではない。ただ言えることは、やはり欧米のほうが空白の時間が持ちやすいシステムになっている。感動が生まれやすい社会であるということです。

ギャップ・イヤーという考え方

日本社会の中では、どこかの組織に所属していて一人前という考え方があります。たとえ一カ月でもブラブラしていようものなら、それでもう人生のフェアウェイには戻ることができない。そういう社会に慣れてしまったら、なかなか自由な発想ができなくなるものです。

私はイギリスに留学している時、ギャップ・イヤーという概念に出会いました。イギリスでは高校を卒業して大学に入る前に、約一年間どこにも属さずに過ごします。この一年間は高校生でもなく大学生でもなく、さりとて浪人生というわけでもありません。とにかく自分の意思に従ってボランティア活動をしたり、あるいは世界中を旅したりということに時間を使うのです。

このギャップ・イヤーという制度は、イギリスの中では非常に普及している制度です。高速道路のサービス・エリアなどに入っても、そこにはギャップ・

イヤー用の保険のパンフレットなどが置かれています。「あなたのお子さんのギャップ・イヤーは大丈夫ですか?」なんていううたい文句が書かれていたりする。また、ギャップ・イヤーのためのガイドブックなども常に書店に並んでいたりもします。

そしてこれは高校生が大学に入る前の一年間だけでなく、大学を卒業してから就職する前に一年間のギャップ・イヤーを持ったり、あるいは就職してからも途中で一年の空白をつくる人もたくさんいます。ちなみに故・ダイアナ妃とチャールズ皇太子の息子、ウイリアム王子は高校を卒業してからペルーに行き、ボランティア活動をしていました。

この制度から見ても分かるように、欧米ではどこかの組織に属することは、人生の選択肢の一つに過ぎないのです。組織に属さないで生活する生き方もたくさんあるし、時期によって属したり属さなかったりという選択肢もある。要するに自分はどういう人生を歩みたいのか、今の自分は何がやりたいのか、常にそれを自分に問いかけながら生き方を選択していく。そういう自由があり、その自由さを国全体が認めているということです。

日本の場合はこの選択肢が非常に少ない。たとえば会社を辞めてフリーランスになるということは、明らかに一方通行であり片道切符になります。何年間かフリーでやって、再び会社に入るということはなかなかできない。運よく戻れたとしても、そこには大きなペナルティが待っている。給料は明らかに下がるし、なかなか重要な仕事も回ってこない。それは空白の何年間を、会社がマイナスにしか見ないからです。会社で過ごす一年間よりも、明らかに多くの経験を積んでいるにもかかわらず、その部分への評価はなされないというのが現状でしょう。

そのことは日本の企業の採用形態を見ればよく分かります。ほとんどの会社では、いわゆる新卒と言われる人を採用します。高校を出たて、大学を出たての学生です。大学を卒業して、一年間世界各地を放浪してきたような人間は、日本の企業はなかなか採用しません。

大学時代に遊び呆《ほう》けて、たとえば二年間も留年した学生がいる。それでもこの学生は新卒としてチャンスが与えられる。なのに四年間まじめに勉強して、卒業後に一年間、見聞を広めるために旅をした人間は門前払いを食わされる。その理由が私には全く分かりません。まして欧米人には全然理解できないでしょう。

ギャップ・イヤーというものは、決して楽しいものじゃないと思います。それは単にブラブラと遊ぶための時間ではなく、自らが何かを学ぼうとする時間だからです。その空白の時間に耐えてきた人間のほうが、目的もなくただ大学に通っていた学生よりも、はるかに役に立つ部分が多いと思う。おそらくは、私と同じ考えを持つ採用担当者もいるでしょうが、なかなか古い体質は直らないようです。

ギャップ・イヤーという制度を日本が取り入れるには、相当な時間がかかるでしょう。それは単に制度の問題だけでなく、個々人の意識改革が必要になってきます。特に学生はまだしも、会社にいる人間に対してギャップ・イヤーを与えることは今のところ無理そうです。

ならば、個人的にそれをやってみてはいかがでしょう。ギャップ・イヤーは無理だとしても、ギャップ・デイならばできるかもしれない。もっと言うなら、一日の中でギャップ・アワーをつくってみる。いつも組織の中にいるという考え方を少し横に置いて、今日は会社とは関係ない。この一時間だけはオレは○○会社の人間ではない。そういう自由な意識を持つことで、普段では使わない脳が働いたりするものです。会社脳から個人脳に移行する時間。そんな時間をつくってみてはいかがでしょう。

世紀の大発見はギャップ・イヤーから生まれた

空白の時間を持つということ、それは人間の脳が感動したり、創造性を生み出したりする上で、どうしても必要なことだと考えられます。日々仕事に追われ、時間の余裕がまったくない。ただただ手帳に記されている予定をこなしていくだけ。そんなコンピュータのような生活を送っていたら、感動などとはほど遠くなってしまいます。

コンピュータは感動しません。またコンピュータそのものには創造性などない。コンピュータが創造的になれるのは、人間の頭脳がそれを使いこなすからです。言うならばコンピュータは組織そのものであり、コンピュータに空白など存在しないということです。

「感動することをやめた人は、生きていないのと同じことである」と、アルバート・アインシュタインは言いました。実は彼自身が、科学者としては大変なギャップ・イヤーを体験しているのです。

アインシュタインは大学卒業後、研究者として大学に就職することができませんでした。仕方なく彼は特許局に勤めることになります。変わり者の町の発明家のおじさんたちが、おかしな発明品を持ってくる。それを書類にまとめるという仕事をしていたわけです。研究者のキャリアという意味では、もうアインシュタインは終わっていたのと同じです。

しかし、この空白の時間を使って、彼は考え続けた。そしてついに、相対性理論という画期的な発見をしたのです。もし彼がすんなりと大学に就職できていたら、組織の中の一人の科学者となっていたら、この偉大な発見はなかったかもしれません。

また、進化論を提唱したチャールズ・ダーウィンも、大学卒業後五年間、今で言うフリーターのような生活を送っていました。働く場がなかった彼は、たまたま親戚の知り合いだったビーグル号の船員に誘われ、航海の手伝いをすることになった。特に何の使命もあるわけではなく、二十二歳から二十七歳までの五年間、ビーグル号に乗って世界中を旅していたのです。

その航海の途中でダーウィンはガラパゴス諸島に上陸する。そこにはウミイグアナやガラパゴスゾウガメなど、今まで見たことのないような生き物がいた。その不思議な生き物と出会った感動が、進化論の原点となったのです。

果たしてこんなことが日本人にできるでしょうか。大学を卒業してから五年間も、何の目的もなく航海に出る。五年後に帰ってきたとしても、おそらく社会は受け入れてはくれない。ダーウィンにしても、もし気持ちが焦って一年で船を降りたとしたら、ガラパゴス諸島に行き着くことはなかった。海上でのギャップ・イヤーがあったからこそ、進化論が誕生したのです。

実は万有引力を発見したニュートンも、ロンドンでペストが大流行したために、一年間郊外に疎開していました。日々やることがなく、芝生の上に寝っころがって思索にふけっていた。その時に、リンゴの木から一つのリンゴの実が落ちるのを見たわけです。もし彼が、大都会のロンドンにずっといたら、少なくともリンゴの落ちる瞬間を見ることはなかったでしょう。

『誰《た》がために鐘は鳴る』を書いたアーネスト・ヘミングウェイは、十七歳から二十七歳までの十年間、ヨーロッパ各地を放浪していました。そしてスペイン内戦に参加し、戦争というものを肌で感じた。それが名著を生み、その後の彼の人生を変えたのです。

このように、空白の時間から生まれたものを書き出していくとキリがありません。しかし、空白の時間そのものが何かを生み出すというわけではない。空白の時間に何を見て、何に感動するかということです。

別に空白の時間なんてなくても、忙しくしていたって感動くらいできる。そう思われるかもしれませんが、残念ながら人間の脳はそういうふうにはできていません。ガチガチのスケジュールに追われて、脳の中が一杯になっていれば、感動が生まれる空き間が消えてしまうのです。

誤解を恐れずに言えば、創造性は「大いなる無駄」の中から生まれるとも言えるでしょう。

大いなる無駄と単なる無駄は違うもの。輝いているギャップ・イヤーと、ダラダラとした日々とは全く違うものだと思います。

　そろそろ現代の日本もそういうことに気づかなければ、国際社会の中で取り残されていくような気がします。

◎脳のキャリア・アップを

　サラリーマンが定年を迎えると、波のように空白の時間が押し寄せてきます。サラリーマン時代には、あれほど長い休みが欲しいと思っていたのに、いざ毎日が休日になると、どうしていいか分からない。行く当てもないのに、わざわざネクタイを締めて出かける人も多いそうです。

　何もすることがない。何の具体的な目的もない。そんなふうにマイナスに考えるのではなく、これからが大いなるギャップ・イヤーだと考えることです。

　もともとギャップ・イヤーというのは、イギリス貴族のグランド・ツアーが発祥です。つまり見聞を広めるために何をしてもいいし、どこへ行ってもかまわない。それを仕事に結びつけてもいいし、何の生産性もなしに遊んでいるだけでもいい。見聞を広めるというのが第一義であって、それ以外は目的として扱わない。要するに、ただ自分の脳を感動させるためにあるものなのです。

日本人の悪いところは、何でも具体的な目標をつくろうとするところです。定年後に時間があるのだから、今度は別の仕事でお金を稼いでみよう。ボランティア活動を生きる糧《かて》にしよう。あるいは趣味を持って、その趣味の分野で真剣にやってみよう。

そういう考え方は別に悪いことではありませんが、どうして一つのことにこだわってしまうのか。ボランティア活動に参加するのはいいことですが、あまりに熱中してしまうと、それは仕事と同じになってしまう。趣味を楽しむことは大切ですが、それが義務のようになれば、またそれも仕事みたいになってしまう。結局日本人というのは、目の前にある具体的な目標に向かって進むことが好きなのかもしれません。

しかし、せっかく大いなるギャップ・イヤーを手に入れたのですから、それを脳の感動のために使ってみてはいかがでしょうか。つまり、感動を味わうことを第一義にする。感動を味わうために旅をし、感動をするためにボランティア活動をし、そして感動するために本を読み、趣味に興じる。

空白の時間を最大限に利用して、いろんなことにチャレンジしてみる。旅に出てみて感動がなければ、ムリして旅をする必要はありません。感動のないような趣味ならば、サッサとやめて別の趣味を探せばいい。何でも自由にできる貴族のような気持ちで楽しむことだと思います。

若い頃のギャップ・イヤーというのは、確かにキャリア・アップのために役立ちます。またそれを役立てようとする気持ちも大切です。しかし定年後のギャップ・イヤーは、そんなことを考える必要はありません。仕事のために役立てることなど考えなくてもいいし、出世のために何かをする必要もない。もう、そういう世界から足を洗ったのですから。

これからは、ひたすら脳のキャリア・アップを目的にすることです。脳というのは生きている限り成長を続けます。体は動かなくなっても、脳は鍛え方次第でどんどん進化していく。この人間に与えられた素晴らしい能力を使わないのは損です。お金や仕事のために脳を使うことはやめて、自分の人生を豊かにするためにそれを使うことです。

だからこそ、「感動する」ということが大切なのです。視点と目線を少し変えてみてください。サラリーマン時代には見えなかった感動が、周りにはたくさん落ちているものです。それを一つ一つ拾い集めることで、今までにない豊かな人生に出会うことができるはずです。

定年後の人生が充実したものになるか否か。それはあなたが何をするかではなく、あなたの脳をどう使うかにかかっているのです。

感動の素はどこにある？

人間の脳は、感動することで活性化されていきます。そういう意味からすれば、感動なき人生は、生きていないのも同然。人生の中にたくさんの感動があるからこそ、それは豊かなものになっていくのです。

では客観的に考えて、その感動はどこから生まれるのか。感動の素はどこにあるのでしょうか。

その一つは意外性にあります。人は不意打ちされた時に、感情が高ぶるという傾向があるのです。たとえば映画のストーリーの中で、とても憎々しい人が出てくる。意地の悪いことばかりをして、みんなに嫌われている。観客の心にも〝何てイヤな奴なんだろう〟という気持ちが共通して芽生えてくる。

しかし映画の最後のほうになって、この憎々しい奴がふとした優しさを見せる。その瞬間に観客は感動するのです。最初から優しさにあふれた人物が優しいことをしても、おそらく大して感動はしません。それが当たり前のことだと分かっているからです。でも、イヤだと思っていた人物が優しさを出すと、不意打ちを食らったように感動してしまう。そこに意外性があるからです。

たとえば誕生日の一週間前から、「誕生日にはプレゼントをあげるからね、楽しみにしていてね」と言われる。一度ならまだしも、会うたびに言われたとする。そうすると意外性というものはすっかりなくなり、感情の高ぶりは消え失せてしまいます。そして当日にネックレスをプレゼントされても、「何だ、プレゼントってコレのことか」という気持ちになったりします。

逆に誕生日の前日になっても、全くそのことに触れない。さも誕生日なんて忘れているかのような様子。これはプレゼントなんて期待しないほうがいいな。そう思っていたのに、誕生日当日になって「おめでとう。ハイ、プレゼント」と渡されたら、確実に感動するでしょう。同じネックレスであっても、喜びは何倍にもなるものです。その意外性こそが、人の心を揺さぶるわけです。

意外性の他にも、今一つ人間の感情を揺さぶるものがある。それは、「なつかしさ」というものです。たとえば旅をしていて、ある風景に出会う。その風景が、幼い頃に暮らしていた町の風景ととてもよく似ている。全く知らない町なのに、とてもなつかしい気持ちになる。これが感動に結びつくのです。

あるいは、昔の友人と何十年振りに会った時もそうです。互いに年は取っていても、不思議と子供の頃のような顔に見えたりする。何とも言えないなつかしさ。言葉では言い表わせないような感情。これもまた、感動の一つのかたちなのです。

「意外性」と「なつかしさ」。一見すると矛盾するような二つの心の動きが、感動という一つの現象を生み出す。何とも不思議な感じがしますが、これが感動の素であり、方程式であるのです。

いろんな生き方があっていい

脳の仕組から言うと、空白がなければ創造性も感動も生まれない。これはもはや、脳科学の世界では常識となっています。履歴書の中に空白があることを恐れる日本社会。その考え方を少しずつでも修正していくことが、日本人に感動を取り戻すためにも必要だと私は思います。

私がギャップ・イヤーの話をすると、「何言ってるの茂木さん。日本には大学時代の四年間というギャップ・イヤーがあるじゃない」と言う人もいます。確かに大学時代は何でもできる自由がありますが、やはりどこかに、大学生であるという安心感がつきまとっている。本当の意味での空白には心細さがあります。その心細さに耐えることで、感動はより深まるものです。

たとえば知らない国を一人で旅する。言葉も分からないし、どこに行けばいいのかも分からない。その心細さの中で、見知らぬ人が優しくしてくれる。大したことではなくても、その優しさに感動するでしょう。そういう心細さや未知の部分があればこそ、ギャップ・イヤーと呼べるのです。

安心感というのはとても大切なものです。日々心細さばかりだったら、人はとても耐えられません。しかし安心感ばかりに囲まれてしまったら、あまりにそこに安住してしまったら、感動は薄れていってしまいます。

何年も同じ会社にいると、自然と安心感が生まれてきます。毎日通い慣れた道を歩いて出社する。会社に行けば仲間がたくさんいる。その仲間たちは家族以上に自分のことを分かってくれていたりする。そして慣れた自分のデスクに座って、昨日と変わらない仕事をする。確かに心細さはないでしょうが、そこから感動は生まれません。

同じ人間関係の中では、同じような会話ばかりが繰り返されます。そこには緊張感もなく、創造的な思考も生まれない。新入社員の頃には、新しい仕事と出会うたびに感動を覚えていた。しかし日々の繰り返しの中で、新しい感動はすっかり色あせていく。

だからといって、会社を辞めたり転職することをすすめているわけではありません。同じ会社の中にいても、常に新しいものに目を向けていく意識を持つことが大切なのです。ベッタリと組織に安住するのではなく、その関係をフレキシブルにとらえていく。会社イコール自分ではなく、会社を自分の人生の中のほんの一部だと考える。そう考えることでプラスの不安や心細さが生まれます。不安や心細さは決してマイナスの部分だけじゃない。それらを持つことで、日々の感動が生まれていくのです。

戦後日本人は、生きるために必死でした。安心して生きていくためには、終身雇用というレールの上を走るのが一番だった。途中下車をすることなく、定年という終着駅まで乗り続けていく。そして部長や役員というグリーン車に乗るためにがんばる。それが一つの幸せのかたちだったのでしょう。でもそういう生き方は、感動が本来持っている幅からすれば、狭いものと言わざるを得ないでしょう。

ハワイに住んでいる画家に会ったことがあります。ハワイに移住して自分の好きな絵を描いて暮らしている。絵を売りながら、世界中を回っている。何ものにも縛られることなく、日々の感動をキャンバスに写している。何とも羨むような生活をしています。

もちろん誰もが彼のように生きられるわけではありません。私にしても、「ならばお前も今の組織を辞めて、ギャップ・イヤーを取って研究すればいいじゃないか」と言われれば、とても怖くてそんなことはできないかもしれない。誰にでも、今の生活を守りたいという気持ちがあるのは当然です。

しかし、今の生活が全てではないという気持ちは、どこかで持っていたいものです。人生にはいろんなオプションがある。今の会社や仕事にしがみつくだけじゃなく、自分には人生を自由に生きられる選択肢がある。常にそういう気持ちでいることが、感動する心につながっていくのだと思います。

人はみんな、本来はもっと大きな可能性を持っているものです。でも、そのことに気づかずに生きてしまっている面が往々にしてある。それでは人間の脳が持つ潜在能力を充分に活かすことはできません。

生き方は決して一つではない。いろんな生き方をしている人がいるし、自分の人生にもいろんな生き方がある。そういう気持ちを持ち続けることが大切だと私は思います。

本書は、二〇〇七年四月にＰＨＰ研究所より
発行されたものである。

著者紹介
茂木健一郎（もぎ　けんいちろう）
脳科学者。ソニーコンピュータサイエンス研究所シニアリサーチャー、東京工業大学大学院連携教授、東京芸術大学非常勤講師。
1962年、東京生まれ。東京大学理学部、法学部卒業後、東京大学大学院理学系研究科物理学専攻課程修了。理学博士。理化学研究所、ケンブリッジ大学を経て現職。
主な著書に、『脳とクオリア』（日経サイエンス社）、『心を生みだす脳のシステム』『脳内現象』（以上、ＮＨＫ出版）、『意識とはなにか』『「脳」整理法』（以上、ちくま新書）、『脳と仮想』（新潮社）、『脳と創造性』（ＰＨＰエディターズ・グループ）、『すべては音楽から生まれる』『ひらめきの導火線』（以上、ＰＨＰ新書）、『脳を活かす勉強法』『脳を活かす仕事術』（以上、ＰＨＰ研究所）などがある。

ＰＨＰ文庫　感動する脳

2009年4月17日　第1版第1刷
2021年8月9日　第1版第12刷

著　者	茂木健一郎
発行者	後藤淳一
発行所	株式会社ＰＨＰ研究所
東京本部	〒135-8137 江東区豊洲5-6-52
	PHP文庫出版部 ☎03-3520-9617(編集)
	普及部 ☎03-3520-9630(販売)
京都本部	〒601-8411 京都市南区西九条北ノ内町11
PHP INTERFACE	https://www.php.co.jp/
組　版	朝日メディアインターナショナル株式会社
印刷所 製本所	大日本印刷株式会社

ISBN978-4-569-67236-6

PHP文庫

おもしろいように仕事が片づく！

朝型人間の成功習慣

知的生産研究会 著

朝を制する者は1日を制する！ 朝型へのシフト方法から、午前中にする仕事の種類、新たに生み出された時間の有効活用法までを大紹介！

PHP文庫

病気にならない生活のすすめ

東洋の智恵は健康の智恵

渡部昇一／石原結實 共著

断食をすれば、健康に120歳まで生きられる！ 人間の自然治癒力を高め、血液をサラサラにする東洋医学の素晴らしさがわかる対談集。

PHP文庫

自分の頭と身体《からだ》で考える

養老孟司／甲野善紀　共著

感情をコントロールできる「身体」の動きがある？　脳はヒトに錯覚を見せていた？　解剖学者と武術研究家の「身体」をめぐる異種格闘対論！